常见病针灸临床丛书

头痛与偏头痛

总主编◎张建斌

主　编◎佘延芬

U0206472

中国健康传媒集团

中国医药科技出版社

内容提要

本书系统阐述了针灸治疗头痛与偏头痛的理论思想。在中医学对头痛与偏头痛的认识中，从病因病机、辨证分型等方面进行梳理及总结，同时概述了头痛与偏头痛的诊疗流程。在针灸临床方面，归纳了头痛与偏头痛的诊治规律与疗效特点。机制方面，从神经内分泌、免疫、心理等角度进行分析。最后论述了头痛与偏头痛人群的日常健康管理。

本书适合针灸、中医临床医务人员、研究人员、教育工作者及学生阅读使用，也可供广大患者及中医爱好者参阅。

图书在版编目（CIP）数据

头痛与偏头痛 / 佘延芬主编 . —北京：中国医药科技出版社，2024.4
（常见病针灸临床丛书）
ISBN 978-7-5214-4382-0

Ⅰ.①头… Ⅱ.①佘… Ⅲ.①头痛–针灸疗法②偏头痛–针灸疗法 Ⅳ.① R246.6

中国国家版本馆 CIP 数据核字（2023）第 235894 号

美术编辑 陈君杞

版式设计 南博文化

出版　**中国健康传媒集团** | 中国医药科技出版社
地址　北京市海淀区文慧园北路甲 22 号
邮编　100082
电话　发行：010-62227427　邮购：010-62236938
网址　www.cmstp.com
规格　710×1000mm $^1/_{16}$
印张　8 $^1/_4$
字数　149 千字
版次　2024 年 4 月第 1 版
印次　2024 年 4 月第 1 次印刷
印刷　北京侨友印刷有限公司
经销　全国各地新华书店
书号　ISBN 978-7-5214-4382-0
定价　**36.00 元**

获取新书信息、投稿、为图书纠错，请扫码联系我们。

《常见病针灸临床丛书》
编委会

张国栋　张　音　罗家麒　赵舒梅　张　聪

赵舒梅　徐　静　刘科辰　覃美相　蔡慧倩

张　熙　林欣颖　潘珊娜　林媛媛　周娟娟

李琳慧　章　甜　刘　慧　刘金鹏　金传阳

李　浩　陆　露　叶菁菁　薛　亮　胡光勇

王应越　王　亮　朱金亚　周　翔　赵峥睿

熊先亭　毕　琴　马罕怿　强　晟　朱德淳

贡妍婷　裴梦莹　赵瑞瑞　李乔乔　谢　韬

罗　楚　叶儒琳　王耀帅　朱世鹏　张新昌

李　明　王玉娟　武九龙　黄　伟　陈　霞

彭延辉　郭林曳　秦公顺　曾玉娇　詹明明

李梦雪　武　娟　赵协慧

编 委 会

主　编　佘延芬
副主编　陈　豪　范玺胜
编　委　魏盼盼　张明健

新时代、新视野、新起点

针灸是源自中国古代的一门系统学问：利用特定的工具，在人体体表特定部位进行施术，产生一定的效应，以达到防病治病的目的，并在长期的临床实践中，形成了独特的理论体系和学术框架。

《黄帝内经》时代，针灸理论构建逐渐完善，包括九针形制、操作和应用，脏腑经络和五体身形，溪谷骨空和气府明堂，疾病虚实和针灸补泻等。公元256~260年间，皇甫谧编撰《针灸甲乙经》，从基础到临床，系统整理了针灸学知识、理论和临床应用，构建了针灸学科体系。此后，针灸学术一直在自己固有的轨道上发展和进步。直到清末民初，伴随着西学东渐的逐渐深入，在东西方文化交互辉映和碰撞下，针灸学术的发展轨迹，已经呈现出多流并进、百花齐放的特点。尤其是20世纪70年代以来，针灸在世界各地广泛传播，针灸学术更是进入了一个多元化发展的新时代。

当代针灸医学蓬勃发展，其学术视野也越来越宽广，无论是基础理论，还是临床应用，都是古代针灸学术所无法比拟的。当今的针灸学术，主要有以下几个特征。

1.广泛应用于世界各地。针灸在南北朝时期就已经传到周边的朝鲜、日本等，近几个世纪间断性地在欧洲也有零星传播，但是直到20世纪70年代初，才开始有了世界范围内的广泛传播。针灸的跨文化传播，在异域也出现了从学理到应用的不同理解和差异化变革。

2.工具先进，微创、无痛、数据化。针灸工具，古代有"九针"之说，当代不仅有"新九针"、揿针、杵针、浮针等新型针具，还有利用声电光磁等可量化物理参数的新型针灸器具，基于生物传感和人工智能的针灸器具也在孕育中。

3.技术进步，操作精细、精准化。针灸操作技术的应用和描述，相对于古代也有了长足的进步，"针灸技术操作规范"国家标准也陆续发布。尤其是在操作目标的部位和结构层次上更加精细、精准，在操作流程上也更加合理和规范，

4.迎接临床新问题和新挑战。与古代主要关注临床证候不同，当代针灸临床实践中还面临着诸多新问题、新挑战。大量基于临床医学病症分类和认知的疾病，在古代医籍文献中没有直接记载和描述，需要当代临床以"针灸学"视角重新再认识，如高血压、高脂血症、糖尿病等；还有一些临床新问题，如围手术期诸症、抑郁症和焦虑症、免疫性疾病、戒断综合征等，需要在实践中探索。

5.临床疗效规律越来越清晰。自2005年有了第一份基于循证模式的针灸临床研究报告以来，近年来开展的针灸治疗便秘、压力性尿失禁、围绝经期综合征等临床多中心大样本研究，取得了较可靠的研究结果，在国内外产生了较大的影响。基于针灸临床特点的方法学研究也受到重视，并出现了专门团队和组织。

6.机制和原理逐渐清晰。尽管还不能完全从现代生命科学和生物医学的角度揭示针灸作用机制，但是随着经穴特异性、穴位敏化、穴位配伍研究深入，针灸作用的神经–内分泌–免疫网络调节机制也逐渐清晰。

应该说，针灸医学的内涵，需要在一个新起点上重新理解、重新诠释。当代针灸临床适用性不断扩大，诊治病种范围越来越宽泛，操作技术也越来越精准，临床疗效观察和评估也越来越严格，部分现代原理和机制逐渐阐明。因此，基于当代临床实践的回顾、思考和展望，更加显得迫切和需要。《常见病针灸临床丛书》，即是响应这一时代的需求。

在当今的话语体系下，选择针灸临床的常见病、多发病，梳理、借鉴古今医家经验，总结近现代临床实践和疗效规律，阐述必要的作用机制和原理，在针灸学术史上作一个短暂的思索，给未来一个更加广阔的空间，即是本丛书的初心。

张建斌

2023年6月

目录

第一章 概述 ·· 1

　第一节 头痛与偏头痛的概念 ··· 1

　第二节 头痛与偏头痛的流行病学研究 ························· 2

　　一、原发性头痛流行病学 ··· 2

　　二、偏头痛流行病学 ·· 3

第二章 中医学对头痛与偏头痛的认识 ·························· 5

　第一节 头痛与偏头痛的中医病名及分类 ·················· 5

　第二节 病因病机 ·· 8

　第三节 辨证分型 ·· 9

　　一、经络辨证 ·· 9

　　二、脏腑辨证 ··· 12

第三章 西医学对头痛与偏头痛的认识 ························· 15

　第一节 发病机制 ·· 15

　　一、原发性头痛发病机制 ··· 15

　　二、偏头痛发病机制 ·· 16

　第二节 诊断与检查 ··· 18

　　一、引起头痛的常见疾病 ··· 18

　　二、头痛发生的部位 ·· 18

　　三、头痛的发生时间和持续时间 ······························ 18

　　四、头痛程度 ··· 19

　　五、头痛性质 ··· 19

　　六、头痛的伴随症状 ·· 19

七、头痛诱发、加重与缓解因素 ……………………………………………… 20

八、头痛发生的周期性 ……………………………………………………… 20

九、实验室检查 ……………………………………………………………… 20

十、头痛诊断的注意事项 …………………………………………………… 21

第四章　针灸治疗头痛与偏头痛的临床经验……………………… 22

第一节　针灸治疗头痛与偏头痛的古代经验…………………………… 22

一、先秦两汉时期 …………………………………………………………… 22

二、魏晋唐宋时期 …………………………………………………………… 22

三、金元明清时期 …………………………………………………………… 25

第二节　针灸治疗头痛与偏头痛的现代经验…………………………… 26

一、毫针疗法 ………………………………………………………………… 26

二、电针疗法 ………………………………………………………………… 28

三、国外关于针刺治疗偏头痛的临床研究 ………………………………… 28

第五章　针灸治疗头痛与偏头痛的疗效特点与规律………………… 30

第一节　体针治疗头痛与偏头痛的疗效特点与规律…………………… 30

一、体针治疗头痛与偏头痛的疗效特点 …………………………………… 30

二、体针治疗头痛与偏头痛的规律 ………………………………………… 33

三、依据西医学理论的选穴规律 …………………………………………… 34

四、基于针刺预防性治疗偏头痛穴位优选现状的思考 …………………… 35

第二节　头针治疗头痛与偏头痛的疗效特点与规律…………………… 36

一、头针治疗头痛与偏头痛的疗效特点 …………………………………… 36

二、头针治疗头痛与偏头痛的规律 ………………………………………… 37

第三节　耳针治疗头痛与偏头痛的疗效特点与规律…………………… 39

一、耳与经络的关系 ………………………………………………………… 39

二、耳与脏腑的关系 ………………………………………………………… 40

三、耳与偏头痛的关系 ……………………………………………………… 40

四、耳穴处方选穴依据 ……………………………………………………… 41

五、耳针疗法的选择 ………………………………………………………… 41

　　　六、耳穴镇痛机制 ………………………………………………… 42

　第四节　腹针治疗头痛与偏头痛的疗效特点与规律……………… 42

　第五节　电针治疗头痛与偏头痛的疗效特点与规律……………… 44

　　　一、电针治疗头痛与偏头痛的疗效特点 ……………………… 44

　　　二、电针治疗颈源性头痛的疗效特点 ………………………… 45

　　　三、电针镇痛的机制 …………………………………………… 46

　　　四、电针治疗偏头痛的疗效及安全性评价 …………………… 47

　第六节　刺络放血治疗头痛与偏头痛的疗效特点与规律 48

　　　一、刺络放血疗法治疗头痛与偏头痛的疗效特点 …………… 49

　　　二、刺络放血疗法治疗头痛与偏头痛的规律………………… 49

　　　三、刺络放血疗法的作用机制 ………………………………… 54

　第七节　穴位注射治疗头痛与偏头痛的疗效特点与规律 56

　　　一、穴位注射治疗头痛与偏头痛的疗效特点 ………………… 56

　　　二、穴位注射治疗头痛与偏头痛的规律 ……………………… 56

　第八节　灸法治疗头痛与偏头痛的疗效特点与规律……………… 61

　　　一、灸法治疗头痛与偏头痛的疗效特点 ……………………… 61

　　　二、灸法治疗头痛与偏头痛的选穴规律 ……………………… 62

　第九节　穴位埋线治疗头痛与偏头痛的疗效特点与规律………… 63

　　　一、穴位埋线治疗头痛与偏头痛的疗效特点 ………………… 64

　　　二、穴位埋线治疗头痛与偏头痛的规律 ……………………… 65

第六章　针灸治疗头痛与偏头痛的机制研究…………………… 67

　第一节　针灸调节神经通路治疗头痛与偏头痛的机制 ………… 67

　第二节　针灸调节血液循环系统治疗头痛与偏头痛的机制 70

第七章　针灸治疗头痛与偏头痛的临床研究与方案………… 73

　第一节　针灸治疗头痛与偏头痛的临床研究……………………… 73

　　　一、针灸治疗头痛的国内临床研究 …………………………… 73

　　　二、针灸治疗偏头痛的国内临床研究 ………………………… 79

三、针灸治疗头痛的国外临床研究 …………………………………… 85

四、针灸治疗偏头痛的国外临床研究 ………………………………… 87

第二节 头痛与偏头痛的针灸治疗方案………………………………… 89

一、头痛的针灸治疗方案 ……………………………………………… 89

二、偏头痛的针灸治疗方案 …………………………………………… 91

第八章 特殊人群头痛与偏头痛的防治………………………………… 96

第一节 小儿头痛与偏头痛的防治…………………………………… 96

一、小儿头痛 …………………………………………………………… 96

二、小儿偏头痛 ………………………………………………………… 100

第二节 经期偏头痛…………………………………………………… 104

第三节 术后恢复期头痛……………………………………………… 108

第九章 头痛与偏头痛的日常管理与护理…………………………… 112

一、头痛 ………………………………………………………………… 112

二、偏头痛 ……………………………………………………………… 115

参考文献……………………………………………………………… 117

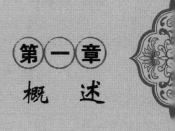

第一节　头痛与偏头痛的概念

头痛是一类以症状命名的疾病，是一种自觉症状，通常是指头颅上半部所出现的头痛感，以头部胀痛、抽痛以及刺痛等为主要表现，还易伴有恶心呕吐、头晕等症状。患者反复出现的疼痛感觉会影响其日常学习、工作及生活。头痛可作为疾病单独出现，也可与其他疾病同时出现，根据2018年发布的《国际头痛疾病分类标准第三版》，头痛根据病因可以分为原发性头痛和继发性头痛两大类，原发性头痛包括丛集性头痛、紧张性头痛、偏头痛等；继发性头痛则包括创伤后头痛、血管疾病相关性头痛、非血管性疾病（如肿瘤）头痛、精神疾病相关性头痛等。原发性头痛与中医学的"内伤头痛"相近，诸多医家对于其病因病机及治疗方法有着丰富的理论基础与实践，现代医家不断深入研究头痛的治疗方法，为中医药治疗原发性头痛提供了许多循证依据，因此本书将以原发性头痛作为主要对象进行阐述。

偏头痛是原发性头痛中的常见类型，主要表现为单侧或双侧、中重度、搏动样反复发作的头部疼痛；一般伴有恶心、呕吐、对光源及噪音过敏等；持续4小时到72小时或者更长；具有休息可减轻，活动可导致病情加重等特征。中重度偏头痛发作时，大多数患者难以忍受，需卧床休息，平时患者可因多种日常活动而加重、反复发作、往往会降低患者的生活质量，对其学习、工作甚至日常生活均会造成严重影响。

第二节　头痛与偏头痛的流行病学研究

一、原发性头痛流行病学

1.我国原发性头痛的流行病学现状

我国于2009年对31个省、自治区和直辖市的18~65岁人群进行调查，结果显示原发性头痛的患病率为23.8%，其中紧张型头痛的患病率为10.9%，偏头痛的患病率为9.3%。在性别分布上与其他亚洲国家的同类研究相似，女性高于男性；从城乡情况来看农村人群本病患病率高于城市人群，而慢性头痛患病率城市人群要高于农村人群。我国原发性头痛患病率低于其他亚洲（64%~85%）及欧洲（53%~79%）国家及地区。各国数据均显示紧张型头痛患病率较偏头痛高。对我国工作压力及强度大的护理人员的流行病学调查结果显示原发性头痛的患病率为45.3%，紧张型头痛为26.2%，其中偏头痛为14.8%，与全球的高患病率一致。

2.全球原发性头痛的流行病学现状

全球疾病负担研究（Global Burden of Disease，GBD）评估了300多种疾病及伤害所造成的疾病负担。2000年GBD研究显示，不分性别及年龄，前20位疾病负担中偏头痛位于第19位，导致劳动能力下降1.4%；偏头痛在女性中所造成的负担更重，占据第12位，导致劳动能力下降2.0%。为了解决头痛这个全球性问题，2003年在英国注册的慈善组织"减轻负担"（Lifting The Burden，LTB）与世界卫生组织联合制定了"减轻头痛负担全球战略"活动。这项活动分三步进行：第一步，了解各个国家头痛的患病率及其对国民生活、经济所造成的负担；第二步，在第一步的基础上，呼吁头痛患者、相关卫生保健提供者以及卫生保健政策制定者认识和关注头痛；第三步，通过有效的卫生保健措施和普及教育解决头痛问题。

在第一版国际头痛疾病分类（ICHD-1）发表30年后，第三版国际头痛分类（ICHD-3）于2018年在《Cephalagia》杂志上发表，该组织对既往的头痛流行病学研究总结后发现诸多不足，故组织专家小组制定了关于头痛的横断面研究的设计和实施共识指南，制作了调查问卷，不仅评估了头痛的患病率，还评估了对成人及儿童造成的负担。包括中国在内的20多个国家加入了该活动，均先后使用统一的研究方法进行了各自国家头痛的流行病学调查，也使得GBD的数据更加可靠。

随着GBD数据的不断更新，2015年最新的全球疾病负担研究将头痛列为全球致残性疾病的第二大原因；2018年柳叶刀杂志（The Lancet）发表的2016年全球疾病负担调查的研究结果表明偏头痛的全球标准化年龄患病率为14.4%，其中女性为18.9%，男性为9.8%。为人类第六位常见疾病，但就残疾寿命而言排全球第二。

3.我国原发性头痛疾病诊疗现状

虽然头痛患病率造成的负担如此之重，但这一点未引起患者和医务人员的普遍关注。流行病学调查显示，调查前的1年内，只有52.9%的偏头痛患者和41.1%的紧张型头痛患者因头痛而就诊；多数头痛患者在诊所或社区医院寻求医疗帮助（80.3%的偏头痛就诊者；80.7%的紧张型头痛就诊者）。尽管中医诊疗广泛用于临床，但中医治疗并未吸引太多的头痛患者，只有7.9%的偏头痛患者和6.9%的紧张型头痛患者寻求中医就诊。相关流行病学调查研究显示，许多头痛患者并未得到正确的诊断和治疗，仅13.8%的偏头痛患者和5.6%的紧张型头痛患者既往得到正确的诊断，且偏头痛和紧张型头痛最常误诊为"神经性头痛"和"血管性头痛"。

针对目前诊疗水平不足的情况，我国已经通过继续医学教育发布了偏头痛管理的"S.M.A.R.T"步骤，对偏头痛进行筛查、诊断和综合治疗的系统指导，以进一步规范及提高神经内科医师的诊疗水平。迄今为止，已经培训了615名神经科医生，并建立了135个头痛专病门诊。针对原发性头痛在我国发病率较高但诊断准确率较低的问题，目前自主研发了一种将文本化的国际头痛诊断标准，转换为计算机可执行推理的临床知识建模和知识库构建方法，并以此为基础开发了覆盖完整诊断流程的原发性头痛辅助决策系统。临床评估显示，该系统可正确识别出91.3%的偏头痛、87.2%的紧张型头痛和90.0%的丛集性头痛的患者，对常见的原发性头痛具有较高的诊断准确率，预计此计算机系统会在日后逐步推广。

二、偏头痛流行病学

2010年的一项世界疾病调查报告中显示偏头痛的发病率约为15%，已成第三位的流行病和第七位的致残疾病。例如美国所有年龄段的偏头痛发病率为13%，俄罗斯为21%；中国成人偏头痛发病率为9%。综合既往3项在美国开展的偏头痛流行病学调查结果，该病的发病率较为稳定，年发病率在12%左右，其中女性几乎高出男性3倍。一项在荷兰进行的涵盖6491人的偏头痛研究显示，女性偏头痛患者的终身患病率（33%）显著高于男性（13%）；男女的总体发病率从15.6%下降到11.8%。国内偏头痛的发病率约为985/10万人，但因为许多医生对头痛分类诊断的认识不够，故而在基层医疗机构中常见到"神经血管性头痛""神经性头痛"等概念模糊的诊断，而在国际头痛诊断标准中无相应的诊断类别，以致众多病例不能纳入统计。

我国偏头痛患者的男女比约为1：3，这可能是因为偏头痛以X染色体连锁遗传为特征，并且现代女性经常需要同时负担工作、家务等压力。有统计表明，14%的女性偏头痛患者在每次经血来潮前后头痛发作更为频繁；多数患者在妊娠期间头痛的发作次数明显降低，但仍有12%的患者诉病情恶化，22%的患者认为无变化；而在围绝经期头痛情况变化更为复杂。在未成年到成年的这一时间段内偏头痛的患病率不断攀升，最早可见11岁开始发病，30~49岁为发病率的高峰期，后又趋于逐渐降低。青年男女的发病率相差最为显著，而儿童及老年男女性之间的发病率较为接近。

偏头痛与重大负担相关，包括日常功能障碍、残疾、降低生活质量和福祉等方面。例如世界卫生组织已将严重的偏头痛归为最严重的慢性功能障碍性疾病之一。疾病成本对于患者和医疗系统来说也是一个问题，由于不同国家使用的治疗方法不同，以及医疗系统中的结构差异，因此其成本估算具有相当大的差异。最近在欧洲六国进行的疾病成本调查报道显示，每人每年直接和间接的偏头痛成本为1222欧元，欧洲国家用于18岁至65岁的成年人偏头痛的年度总成本为1110亿欧元，一项在美国进行研究的调查显示，对于偶发的偏头痛医疗花费数额近似，而用于慢性偏头痛的成本高达7000美元以上。每月因偏头痛占用2个以上工作日的人群占偏头痛患者的50%以上，而慢性偏头痛患者中则需要长期使用止痛药。调查显示有74.2%~97%的偏头痛患者表明该疾病已影响其正常的工作生活。其中4%的患者因偏头痛而长时间卧床，50.4%的患者诉偏头痛发作时须卧床休息，85.5%的患者有活动受限。偏头痛的频频发作既影响了患者本人的生活质量，与此同时患者家人朋友的生活工作也受到了影响，从卫生经济学考虑其对于整个社会的工作效率都可能产生一定的影响。偏头痛常见的并发疾病有焦虑抑郁状态、缺血性脑卒中等疾病。随着年龄的增加，无先兆偏头痛患者常自诉疼痛程度减轻，恶心欲呕等伴随症状也减少；先兆偏头痛患者可遗留部分先兆症状；而发病较早的偏头痛患者则在30~40岁具有更高的概率发生紧张型头痛。

第一节　头痛与偏头痛的中医病名及分类

中医对头痛的认识历史悠久，最早是在殷墟出土的甲骨文里发现"疾首"一词。而首次出现头痛病名则是在《内经》中，如《素问·五脏生成》曰："头痛巅疾，下虚上实，过在足少阴、巨阳，甚则入肾。"《灵枢·厥病》曰："真头痛，头痛甚，脑尽痛，手足寒至节，死不治。"《张氏医通》曰："头痛而起核块者，雷头风也。或头中如雷之鸣，为风客所致。"《脉因证治》曰："脑痛，脉缓大者死。"《中藏经》曰："脑痛乃风热乘虚而入于脑，以辛凉之药散之行之。"又如《针灸甲乙经·六经受病发伤寒热病第一》曰："热病偏头痛引目外眦，悬厘主之。"《素问·风论》曰："风气循风府而上，则为脑风……新沐中风，则为首风。"从各医家文献中，头痛不同的命名体现并论述了其病位、病因及病性，如《素问·风论》曰："风气循风府而上，则为脑风。风入系头，则为目风，眼寒。饮酒中风，则为漏风。入房汗出中风，则为内风。新沐中风，则首风。"叙述了外感邪风会导致头痛。而其他与头痛通义的词有头风、真头痛、厥头痛、雷头风、脑痛、偏头痛，出现于其他古籍，如《杂病源流犀烛·头痛源流》曰："头风之症，素有痰饮，或栉沐取凉，或久卧当风，以致贼风入脑入项。"

《内经》提出了有关头痛的论述，对本病有"首风""脑风"之称，但并未提出头痛的分类。《难经》中提出"厥头痛"与"真头痛"的分类，"风寒伏留而不去，则名厥头痛；入连在脑者，名真头痛"。真头痛病情急重，未论及病因，相当于西医中的蛛网膜下腔出血等危急重症；而厥头痛病程较长，与感受风寒有关，推测偏头痛应该属于此类头痛。

《伤寒论》中指出太阳病、阳明病、少阳病和厥阴病均可以表现出头痛的症状。如在太阳病提纲证的条文中提到了将头颈部僵硬疼痛作为主要表现之一。太阳主一身之表，易感受外邪，外邪郁阻经络，不通则痛，而其经络走形上循头部，故头部的疼痛常作为太阳经气不利的典型症状。根据《伤寒论》原文的表述，少阳头痛发热，与多数太阳头痛产生的病机相似，为表邪未解，邪客少阳，居于半表半里。阳明头痛则被认为是由胃家感受寒邪所致，头痛时常伴有呕吐咳嗽、手足发冷等症状。厥阴头痛的部位随厥阴经上至巅顶，经中寒气得以乘之，寒性凝滞，不通则痛，同时伴有呕吐涎沫。由以上条文可以看出，太阳头痛与少阳头痛都是表邪未解的表现，脾胃受寒则可能是阳明头痛与厥阴头痛产生的原因，根据条文描述的伴随症状及病因病机推测西医学的偏头痛可能与阳明头痛、厥阴头痛有关联性。

宋金元时期，李杲依照头痛的症状及体征，总结了多种头痛类型，并提出偏头痛是以半边头痛为特征的头痛。虽然这里的偏头痛与现代的偏头痛并不完全对等，但李氏最早提出了偏头痛的名称，并将偏侧头痛归为一类独立病症。他还详细记录了一组头痛的伴随症状，如双颊的面色青黄、眩晕、身体沉重、不愿睁眼、不愿说话、恶心欲呕等，类似于偏头痛眩晕发作的表现，为后世提供了可借鉴的方法。他在前人在对头痛分经证治的基础上增补了其余两经的头痛，即太阴头痛和少阴头痛。朱丹溪认为头痛的病机属痰属火者多，可用吐下攻逐之法治疗。朱丹溪认为风、寒、痰、热、血虚皆是偏头痛的发病原因，而他关于左右头痛分属的不同病机也对后世产生了一定的影响。他对于头痛疾病的描述还注意到畏光这一伴随症状，认为患者表现出目不能睁，一旦睁开见到光线就出现眶骨、眉棱骨疼痛是肝虚的表现。虽然根据该描述并不能确定是否为偏头痛患者伴随症状中的畏光，但这种以肝虚为本的病因认识仍是对于偏头痛疾病的有益探索。

明代医家对于头痛的认识更为深入细致，在名称上开始区分头痛与头风，如在《证治准绳》中认为病程较短、病情较浅的是头痛，比较容易治疗，而病程较长、病位较深，具有反复发作、遇触即发特点的是头风，比较难以痊愈。《医宗必读》中的概括更为简洁，认为头痛多为单发偶发的症状，头风则为具有反复发作特性的疾病，由此可见偏头痛属于头风病这一范畴。《普济方》中指出气血亏虚为偏头痛发作的体质基础，风邪克于头部阳经为发作的条件，加之生活调摄失当，如沐浴后受风、长时间用眼导致肝血亏虚，此时肝虚而风入则发为偏头痛，并常可伴见眼部拘急感。同时虞抟观察少阳头痛常伴随大便秘结的症状，认为此时可用攻下法治疗头痛，为治疗偏头痛提供了另一思路。张景岳集诸家之所长，对头痛的辨证论治做了较系统的总结。他在《景岳全书》中指出诊治头痛首先应当询问病程的长短，辨别疾病的表里。短时间的头痛多因外邪所犯；长时间的头痛必然损耗体内的正气，治疗外邪所致的头痛应当使用疏散之法，治疗里邪时则应用清降之法。因此，在治疗疾病时应当先按照患者的脉证恰当诊断，仔细辨别虚实两端，治疗上再分别予以培本与祛邪之法。

　　清代医家进一步总结前人经验，阐发了不同头痛发生的病因病机，对头痛及伴随症状的描述也更加翔实，可较为清晰地辨识出现代偏头痛的特征，给当今偏头痛的中医治疗以启示。张璐认为偏头痛患者为痰湿体质之人，再加之风热之邪侵袭，痰湿之邪随风热邪气的鼓动，故而出现左右两侧相交替的头痛。张氏进一步指出风火夹痰涎郁遏经络，气血壅滞于内，故病程较长，迁延不愈，治疗应予以开郁解表法。同时他提出头痛属少阳、厥阴二经，即头痛与肝、胆二经关系密切，这一观点影响极为深远。在西医学定义的偏头痛诊断中，恶心呕吐、畏光畏声均为主要的伴随症状，劳累是诱发偏头痛的因素之一。张氏不仅在临床中观察到了这种症状，并且给出了有效的治疗方案：头痛伴随呕吐清水痰涎者属于中气虚寒证，当用生姜；头痛牵引之外眼角伴眩晕畏光者予以芎辛汤加全蝎；劳累后所致的头痛多属于气虚，体内气血不能上承于头面以濡养，此时当用补中益气汤加蔓荆子。偏头痛的分型众多，有些表现甚至会误导临床医生判断为其他疾病，但在《张氏医通》中可见类似于腹型偏头痛的相关记载，他将头痛与腹痛有关的疾病分为五种情况，有的表现为头痛与腹痛同时出现，有的是头痛与腹痛交替出现，这种交替疼痛被认为是由脾阴血虚，胃中有火，气随之上下走窜所致。叶天士论及了偏头痛的虚实两种病机，实证为风火上郁所致的头痛，表现为头胀耳鸣、胆经的头面循行部位头痛、脉弦数等，用清肝凉泄法治疗；虚证为肝肾阳虚所致的头痛，表现为头痛伴流泪，用通阳法治疗，头痛经久不愈为邪已入脑俞，病在少阴，表现为脉左弦细，用补肾祛风法治疗。叶氏在实证偏头痛治疗中用清肝凉泄法，而当偏头痛兼见牙关紧闭、咽喉有阻塞感、大便秘结不通的症状时，则用清肝泻火法。何梦瑶师古而不泥古，认为虽有右属热与痰，左属风属血虚之说，但不必泥定于此，应辨证论治。贺季衡在医案中将头风病分为水头风和雷头风两类，其中对水头风的疼痛程度、发作频率及伴随症状等的描述与现代的偏头痛几乎一致。贺氏将伴随呕吐食物痰涎的头痛辨为水头风，认为水头风的病机为水亏木旺，肝阳上升，治疗时多用疏风平肝药，也可做丸剂调理治本。

第二节　病因病机

对于头痛责之于何种因素，中医认为，从病因角度看，头痛可分为外感与内伤两方面。外感者多以风邪为要，风为六淫之首，变化多端，可夹寒、夹湿、夹热；内伤者主要责之肝脾肾三脏失衡，尤以脾胃失和为重。病因涉及风、痰、瘀、虚，四者常相互搏结、互为因果，致使头痛的病机变化相对较为复杂，临证之时当审清病因及其演变规律，才能够推进有的放矢的辨证治疗。

1.因于风者，内外而分

偏头痛者多时发时止、遇触及发，与风者善动、数变之性相符，然风者可自外受，亦可内生，二者往往相互为患、互为因果。外风主要责之风邪太过，风者乃阳邪、易犯阳位，然头为诸阳之会，位高故易受风之侵袭而引发偏头痛，正如《素问·风论》云："风气循风府而上，则为脑风。"《素问·太阴阳明论》也提到："故伤于风者，上先受之。"指出风邪在侵犯人体的过程中，头部首当其冲。另风为百病之长，其他邪气易依附于风邪，便可见夹寒、夹湿、夹热而引起脑络绌急而痛，正如《医述·伤风》中记载"盖六气之中，惟风能全兼五气"。内风则是由五脏六腑功能失衡、气机运行不畅所致，内风之源与肝脏关系密切，正如《素问·至真要大论》云："诸风掉眩，皆属于肝。"肝主疏泄，为风木之脏，肝气常旺盛有余，若土气不能行其政令，木气独胜，肝失疏泄，气机逆乱，上扰清阳而发病；然气有余便是火，肝气肝火循经上行，搅乱清窍而致头痛。总之，风者无论内风外风，对于头痛而言皆是重要的致病因素。

2.因于痰者，责之脾胃

头痛因于痰者，与饮食不节、七情内伤、五脏失和有关，尤以脾胃虚弱为重。脾胃虚弱，脾之运化受阻，水津失布，内聚成痰，痰者蒙蔽清窍，正如《金匮翼·头痛统论》云："夫脾主为胃行其津液者也，脾病则胃中津液不得宣行，积而为痰，随阳明之经上攻头脑而作痛也。"另则情志失常，见忧思、郁怒、惊恐、喜乐无度等因素，引起气机逆乱，经络阻滞，气化失司，上蒙清窍而致头痛。若愤郁不伸，气机不畅，肝气乘脾，脾胃运化无权，气积而湿聚成痰；若郁怒伤肝，肝气郁结，郁而化火，或肝阴亏虚，肝火旺盛，气郁而炼液成痰；若忧思伤脾，脾气虚弱，气虚而聚湿成痰，正如《证治汇补》记载"七情所感，脏气不平，郁而生涎，结而为饮，随气上逆"，故发为头痛。

头居于人体上部，五脏六腑之精皆汇聚于此，易受多种因素影响，如气虚、气滞、痰浊等均可导致瘀血而引发头痛。气虚之时，脏腑衰弱，推动无力而迟缓，致血行不畅，如《杂病源流犀烛·跌仆闪挫》云："气运乎血，血本随气以周流，气凝则血亦凝矣。"气行则血行、气滞则血停，血脉壅塞，瘀阻脑络，不通而痛。然头痛常反复发作，久病入络，气机郁滞、血行迟滞不畅，停蓄成瘀致痛，正如《类证治裁·积聚》所云："初为气结在经，久则血伤入络。"然痰浊日久入络，与瘀血相互搏结，痰瘀阻于经络，络脉不通而发为头痛。也可由劳累、病后体弱、气血生化乏源而致正气亏损，运行无力，血行瘀滞，不能上濡于脑络而成头痛，即所谓不荣则痛。

3.因于虚者，脏腑失和

头痛的发生多责之肝脾肾三脏失和，尤以脾胃为主。脾居于中央，以灌四旁，为后天之本、气血生化之源、气机升降之枢。若脾胃功能受阻，运化失度，水湿内停，聚湿生痰，痰阻气机，清阳不升，浊阴不降而致头痛，正如《丹溪心法·头痛》所云"头痛多主于痰"。另则脾气健运，水谷精微化生充足，方能滋养肝脏，肝之疏泄才正常，正如《医宗金鉴·删补名医方论》所说："盖肝为木气，全赖土以滋培，水以灌溉。"若受情志因素影响，忧愁思虑过度，肝失疏泄，肝气化火，肝火上炎，循经上扰清窍而发为偏头痛。再则，脾与肾属于后天与先天的关系，相互资助、相互促进，水谷之海赖先天之为主，精血之海赖后天之为资，若先天禀赋不足，肾精亏虚，髓海空虚，或肾阴不足，阴不制阳，风阳上扰皆可发为头痛。

第三节　辨证分型

一、经络辨证

头痛的辨证论治与经络循行有密切关系，《冷庐医话·头痛》曰："头痛属太阳者，自脑后上至巅顶，其痛连项；属阳明者，上连目珠，痛在前额……太阳、少阴二经虽不上头，然痰与气逆壅于膈，头上气不得畅而亦痛。"《灵枢》

中的经络理论为头痛的经络辨证奠定了理论基础，头痛的经络辨证由张仲景及后世医家不断发展。张仲景的《伤寒论》将头痛分为太阳头痛、阳明头痛、少阳头痛、厥阴头痛。李东垣在《兰室秘藏·头痛门》中又增加了太阴头痛及少阴头痛，丰富了头痛分经论治的内容。

1. 太阳头痛

足太阳膀胱经脉，起于目内眦，上额交巅，络脑下项，挟脊抵腰，络肾属膀胱，统摄一身之表。头为诸阳之会，是三阳经之专位。头项部为太阳经脉所过，故项为太阳之专位。太阳经脉受邪，气血涩滞，经脉拘急，经输不利，故见头项强痛及其他一系列症状，而以头痛为主症，且太阳头痛主要见于前额、巅顶、枕部，疼痛连及项背，或由项连肩。

（1）证型：太阳中风证

症状：头痛发热，汗出恶风，鼻鸣干呕，口不渴，舌苔白，脉浮缓或虚弱。

证候分析：起病在太阳，证属太阳中风表虚证。张仲景提出"阳浮而阴弱"是本证的病机。太阳受邪，卫强营弱，因腠理不固，风寒束表，以风邪为主，卫气外泄，营阴不得内守，导致营卫不调，发为头痛、发热、恶风、汗出。

（2）证型：太阳伤寒证

症状：头痛发热，恶风畏寒，腰痛身疼，无汗而喘，口不渴，舌苔薄白，脉浮紧。

证候分析：病在太阳，证属太阳伤寒表实证。因风寒外袭，毛窍闭塞，卫阳被遏，营阴郁滞，太阳经气运行不畅，发为头痛。

（3）证型：太阳中风兼水饮证

症状：头痛，发热无汗，小便不利，心下满微痛。

证候分析：本病外有"头项强痛，翕翕发热无汗"的太阳经气郁而不宣之象，在内则有"心下满微痛，小便不利"的水郁气结之表现。从其内、外症状综合分析，产生气结阳郁的根源在于小便不利一症，因为小便不利，则水不行而气必结，气结则阳必郁，以上诸症便可发生。

（4）证型：太阳与少阳并病

症状：头痛，发热，头晕目眩，四肢关节烦疼。

证候分析：《伤寒来苏集·伤寒论注》："脉弦属少阳，头项强痛属太阳。"《伤寒论辨证广注·辨太阳病脉证并治法下》："太阳之脉，络头下项，故头项强痛。"头项强痛为太阳经脉受邪，气血运行受阻。

2.阳明头痛

胃足阳明之脉，起于鼻旁，挟口环唇上耳前，循发际，至额颅，下行腹部至足。阳明为多气多血之经，其腑属胃络肠，以通降为顺。阳明为病，多以邪实内阻为主，如邪热内郁，闭阻阳明经脉，则可见阳明头痛，且阳明头痛部位主要见于前额部及眉棱骨处，眼眶疼痛，或通连齿龈，颜面部疼痛。

（1）证型：阳明腑实证

症状：以前额为甚，痛连目珠，伴有腹胀满、不大便，身热汗出等。

证候分析：柯韵柏曰"此辨太阳阳明之法也。太阳主表，头痛为主，阳明主里，不大便为主，然阳明经亦有头痛者，浊气上冲也"。因足阳明之脉"循发际，至额颅"，手之脉"入下齿中"，其支者"贯颊"，有"面为阳明之乡"之说，故而阳明头痛多表现在额面部。

（2）证型：阳明中寒证

症状：头痛，无汗而呕，手足厥冷，咳嗽，小便不利，脉浮紧。

证候分析：《伤寒论后条辨·阳明篇》有"胃中独治之寒，厥逆上攻……必苦头痛者，阴盛自干乎阳，其实与阳邪无涉，头痛者为标"。《伤寒内科论·辨阳明病脉证并治》提到，寒邪阻遏阳气外达，则手足厥冷，上犯清阳则头痛。诸症反映阳明受寒，阳气受抑而不伸展的病理特征。

3.少阳头痛

足少阳经脉起于目锐眦，入耳中，走耳前，至目外眦后方，循行于人身之侧。病邪之进退，与少阳枢机密切相关。少阳为三阳之枢，少阳枢机不利，胆火内郁，循经直抵头角，上扰清空，故见两侧头痛，尤以额角为主，且伴有往来寒热、胸胁苦满、心烦喜呕、脉弦等症，且少阳主要见于头部两侧，可连及耳及目外眦。

（1）证型：少阳胆气郁热证

症状：头痛发热，胸胁痞满，默默不欲食，心烦喜呕，脉弦细。

证候分析：尤怡有"少阳之至，其脉弦，故头痛发热者，三阳表证所同，而脉弦细，则少阳所独也"。治疗多以和解法为主。因外邪侵犯少阳，并从少阳之气化热形成。脉弦细为少阳主脉。胆火上扰，清窍不利故头痛发热。

（2）证型：少阳三焦湿热证

症状：头痛剧烈，鼻涕脓浊，量多，色黄或黄绿，或有腥臭味，鼻塞，嗅觉减退，可兼有烦躁易怒、口苦、咽干、耳鸣耳聋、寐少梦多、小便黄赤等全身症状,舌质红,舌苔黄或腻,脉弦数。

证候分析:多因情志不遂,恚怒失节,胆失疏泄,气郁化火,胆火循经上犯,移热于脑,常伤及鼻窍。

4.厥阴头痛

厥阴为三阴之尽,足厥阴经起于足,上行挟胃属肝络胆,贯膈布胁肋,循咽喉之后,上行颃颡,连目系,上额与督脉交会于巅顶,厥阴头痛主要症状部位在于巅顶,或连目系,或连项枕。

证型:肝寒气逆证

症状:头痛阵作,以巅顶痛为甚,遇寒痛剧,呕吐清水,手足逆冷,舌质淡,苔白,脉沉紧。

证候分析:柯韵伯云有"头痛者,阳气不足,阴寒得以乘之也。吴茱萸汤温中益气,升阳散寒,呕痛尽除矣"。厥阴寒邪循经上扰清窍,故见头痛,因肝经和督脉交于巅顶,其头痛多以巅顶痛为著,又因其病在阴经,邪属阴寒,其头痛也多在夜间发作或加重。

5.太阴头痛

证型:太阴寒化证

症状:部位不固定,可见于前额、头顶或全头,或连于颈项。

证候分析:太阴头痛是由脾运失健,痰浊阻滞,清窍不利而致。

6.少阴头痛

证型:少阴寒化证

症状:主要部位在于巅顶,或连于项枕。

证候分析:少阴头痛则系阳气不足,阴寒内盛,寒凝经脉,不通则痛,所谓"厥逆头痛者,所犯大寒"也,"少阴经头痛,三阴三阳经不流行而足寒,气逆为寒厥,其脉沉细"。

二、脏腑辨证

1.从心论治

《灵枢·口问》曰:"心者,五脏六腑之主也。"心乃脏腑之君主,七情不畅皆可扰动心神,心神被扰,君主不明,则可导致五脏六腑不安,脏腑功能失调。心为"精神之所舍也",心乃精神贮藏舍居之处,"心主神明",心主管神志清明,情志过极皆可化火,上扰神明。《素问·灵兰秘典论》指出"主不明则十二官危，使道闭塞而不通"，也就是说君主之心神，混沌不明，失于统调各脏腑，则可导致五脏六腑功能失调。《素问·针解》指出："制其神，令气易行也。"也就是说调神可以疏调气机，神明、五脏、六腑各守其位，则人体气机调畅。《内经》曰"心主血脉"，若心火旺则心神不安，心不能正常地推动和调控血液的运行和生成，导致血液运行不畅，日久形成瘀血，瘀血阻滞经络，导致经络不通。《素问·举痛论》指出："通则不痛，痛则不通"，故而出现头痛；若心血不足，不能上荣于头，不荣则痛。头痛发作前常存在情志失调、睡眠障碍、抑郁焦虑等心理障碍。故用"调神法"以"调其神，令气易行"，则可达"以意通经""心寂而痛微"之效。

2.从肝论治

肝脏五行属木，对应季节为春季，春季主令的六气为"风"，《素问》指出"春三月……万物以荣"，春季万物萌发生长，除旧推新，故肝木应春之气，其气升发，风动。《类证治裁》指出："凡上升之气，皆从肝出。"《临证指南医案》指出："头为诸阳之会，与厥阴肝脉会于巅，诸阴寒邪不能上逆，为阳气窒塞，浊邪得以上据，厥阴风火，乃能逆上作痛。"头部是人体阳气汇聚的部位，肝风、肝火为阳邪，易袭阳位，同气相求，肝风和肝火之邪气可以上逆引发头痛；肝风也可携带痰、湿等邪气，上扰头目而作痛。《素问·本病论》提出"人或恚怒……伤肝也"。人如果大怒，肝气亢逆不降，会损伤肝。《灵枢·邪气脏腑病形》指出"大怒，气上而不下"。《素问·脏气法时论》指出"肝病者……人善怒"。《血证论》指出肝脏五行属木，"木气冲和条达，不致郁遏，则血脉得畅"。肝之木气条达和畅，则血流也会畅达通顺，大怒或可导致肝失疏泄，气机郁滞不畅久可化火，上扰清窍而发头痛；或络脉失于条达，拘急而致头痛。过度愤怒，会导致肝木疏泄失司，肝之阳气亢逆，夹血上壅头目而作痛。《灵枢·本神》指出"肝藏血"，肝脏乃贮藏血液之脏器。《医医偶录》提出："怒气泄……怒者血之贼也。"愤郁恼怒，气郁化火，竭耗肝血，导致阳气失于收敛，肝阳上亢，气血上壅于脑，清阳受扰，而致头痛；或因阴血不足，清窍受扰，脑络失养，引发头痛。肝风上扰、肝火上亢、肝郁气滞导致的头痛，会表现为两胁肋疼痛，连及少腹部不适，伴有多怒。此所谓经脉不通则作痛，血脉不荣亦作痛。治当清肝泻火，疏肝解郁。

3.从脾论治

脾胃为化生气血的源泉，乃是后天的根本，而脑为髓海，须脾胃运化正常，方可得其水谷精微之补养。《经脉别论》提出："饮入于胃……五经并行。"水谷入胃，靠胃的腐熟，脾的化生精气。脾气主升，将精气上输至肺。肺气宣发肃降，调畅水道，将水谷精微下输至于膀胱，水谷精微故而可宣散于一身。《金匮要略注》中有言，脏腑血液"全赖脾统摄"是指五脏六腑之血液全部依靠脾气之统管固摄。由于脾主统摄血液，并且可运化气血，若脾胃虚弱，则运化失司；脾气虚衰，不能统摄血液，或因久病、失血之后，气血亏虚，导致脑髓头目失于濡养，脉络失荣，则可发为头痛，治当健运脾胃、补益气血、养脑止痛。《素问·至真要大论》中有言"诸湿肿满，皆属于脾"。各种水湿肿胀满闷等症，都归属于脾，乃是脾的功能出现了问题，脾主运化水液，升清阳，若脾胃虚弱，或饮食失于节制，或过劳，或过逸，脾胃不能正常进行运化，而致痰湿内生，蒙蔽脑神清窍，遏阻清阳上升，导致浊阴难以下降，痰湿与瘀血相结，引起脑络不通，不通则痛；治当降逆化痰、健运脾胃、理气除湿，使清阳得升，浊阴得降。

4.从肾论治

据《素问·五脏生成》记载："头痛巅疾，下虚上实，过在足少阴、巨阳，甚则入肾。"肾藏精，精生髓，髓充脑，若因禀赋不足，或因纵欲过度，肾中精气消耗太过，而致髓海空虚，脑络失养发为头痛。若素体肾水不足，或肝肾阴亏，导致肾水无法涵养肝木，肝之阳气失于收敛亢逆而发头痛。肾阳是人体全身阳气的根本，若阴损及阳，或肾阳素体不够，阴气寒邪由内而生，不能温养血脉，寒凝血脉拘急而作痛；或血虚生风，虚风内动上扰而致头痛。《素问·举痛论》指出"寒气……卒然而痛"。寒气侵袭于经脉，寒凝收引则导致经脉挛急，蜷缩不利，经气不通而突发疼痛。《景岳全书》中指出"阳虚头痛，即气虚之属也，亦久病者有之。"《证治准绳》指出："病头痛者，凡此皆脏腑经脉之气逆上，逆乱于头之清道，致其不得运行，壅遏精髓而痛者也。"即肾阳亏虚，而致清阳不升发为头痛。治当滋补肝肾、养阴益肾填精、温肾助阳止痛。

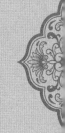

第三章

西医学对头痛与偏头痛的认识

第一节　发病机制

大多数头痛是指额、顶、颞及枕部的疼痛，是由于头颈部痛觉神经末梢感受器受到某种致痛因素（物理性或化学性）的刺激，产生异常神经冲动，经痛觉传导通路到大脑皮层，从而产生痛觉。精神性头痛系患者的主观体验，属例外情况。

头颅的各种组织结构因含痛觉感受器多少和性质的不同，因而有些组织对疼痛敏感，有些组织则不敏感。颅外组织除颅骨本身外，自骨膜直至五官、口腔均对疼痛敏感；颅内组织只有静脉窦及其回流静脉、颅底硬脑膜以及脑底动脉对疼痛敏感，脑部其余组织均对痛觉不敏感，尤其是脑组织自身的感觉神经末梢较少，所以伤及脑内结构不会有较大的疼痛感。颅内痛觉经第Ⅴ、Ⅳ、Ⅹ对脑神经和脊神经传导，颅外痛觉除上述神经传导外，还可经交感神经传导。

一、原发性头痛发病机制

目前对各类头痛的发病机制主要从头痛传导通路进行研究，从基因、活性物质到结构功能逐步深入，主要集中在各种三叉神经血管系统及其神经递质在外周和三叉神经尾核中的传导因素、中脑灰质和下丘脑环路等。

血管学说认为头痛的发作是在各种因素作用下，颅内血管收缩舒张功能障碍引起的。皮层扩散抑制学说认为头痛是通过神经系统为中介产生的。而三叉神经血管学说认为三叉神经末梢激活，释放致痛因子如5-羟色胺（5-hydroxy tryptamine，5-HT）、缓激肽、降钙素基因相关肽、P物质等，促进炎症介质释放导致神经源性炎性反应，影响颅内血管收缩舒张功能，并刺激三叉神经颈髓复合体，使痛觉传至丘脑和皮质而产生疼痛。

二、偏头痛发病机制

偏头痛反复发作迁延难愈，其发病机制至今尚未完全阐明。众多的研究从偏头痛的临床特征、分子机制以及功能影像学等方面进行深入分析，构建起了三种主要学说，包括血管学说、神经学说、神经血管学说，在临床治疗和实验研究等方面具有重要的指导作用。

1.血管学说

传统血管学说认为偏头痛是原发性血管疾病。颅内血管收缩引起偏头痛先兆症状，随后颅外、颅内血管扩张，血管周围组织产生血管活性多肽，产生无菌性炎症导致搏动性头痛。颈动脉和颞浅动脉局部压迫、血管收缩剂麦角生物碱如麦角胺等可缓解发作期头痛支持这一理论。神经影像学发展经颅多普勒超声（Transcranial Doppler，TCD）、正电子发射断层显像（Positron Emission Tomography，PET）等临床应用，进一步发展了血管学说，提出先兆型和无先兆型偏头痛是血管痉挛程度不同的同一疾病。各种神经元对缺血的敏感性不同，先兆症状的出现是由于血管收缩，血流量降低后，视觉皮层的神经元对缺血最敏感，因此视觉先兆最先出现，然后越来越多的神经元功能受到影响，再逐渐出现手指发麻等其他神经系统症状。但近期影像学研究证实，偏头痛发作并非一定存在血管紊乱，血管学说尚无法完全解释有关偏头痛先兆为何伴随畏声、恶心、呕吐以及记忆力下降、痛觉增敏等问题。

2.神经学说

神经学说认为偏头痛发作时神经功能的变化是首要的，血流量的变化是继发的。偏头痛先兆是由扩展性皮层抑制（Cortical Spreading Depressing，CSD）引起。CSD是指各种有害刺激引起的起源于大脑后部皮质（枕叶）的神经电活动抑制带，此抑制带以2~5mm/min的速度向邻近皮质扩展，并伴随出现扩展性血量减少。二者均不按照脑动脉分布扩展，而是按大脑皮质细胞构筑模式进行，向前扩展一般不超越中央沟。CSD能很好地解释偏头痛的先兆症状。另外，5-羟色胺参与头痛的发生。头痛发作开始时，5-羟色胺从血小板中释放，直接作用于颅内小血管使之收缩，并附于血管壁上。当血浆5-羟色胺浓度下降时，它作用于大动脉的张力性收缩作用消失，血管壁扩张，出现头痛。5-羟色胺既是一种神经递质，又是一种体液介质，对神经和血管均有影响。治疗偏头痛的曲坦类药物就是中枢性5-羟色胺受体激动剂或部分激动剂。这证实神经功能紊乱参与偏头痛的发作过程。

3.神经血管学说

该学说的解剖生理学基础是三叉神经血管复合体。颅内痛觉敏感组织如脑血管、脑膜血管、静脉窦，其血管周围神经纤维随三叉神经眼支进入三叉神经节，或从后颅窝进入第1、2颈神经（C_1、C_2）后根；二者在三叉神经节和C_1、C_2脊神经节换元后，发出神经纤维至三叉神经颈复合体，后者由三叉神经脊束核尾端与C_1、C_2后角构成；三叉神经颈复合体发出神经纤维，经脑干交叉后投射至丘脑。该学说的周围疼痛机制认为，三叉神经节损害可能是偏头痛产生的神经基础。当三叉神经节及其纤维受到刺激后，可引起P物质、降钙素基因相关肽和其他神经肽释放增加。这些活性物质作用于邻近脑血管壁，可引起血管扩张而出现搏动性头痛，还可使血管通透性增加，血浆蛋白渗出，产生无菌性炎症，并刺激痛觉纤维传入中枢，形成恶性循环。总体而言，神经血管学说认为本病属于原发性神经血管疾病，是由于内源性镇痛系统功能缺陷，中枢神经系统以及三叉神经血管系统因内外刺激而引起。治疗以曲普坦类药物为主，因其不良反应小，临床运用疗效胜于经典麦角胺、咖啡因等抗偏头痛药。

除以上学说，近年来国内外对偏头痛的发病机制、诊疗研究的方法越来越多，如功能磁共振（Functional Managetic Resonance Imaging，FMRI）、脑成像（Positron Emmission Tomography，PET）、脑磁图（Magnetoencephalography，MEG）、经颅磁刺激（Transcranial Magnetic Stimulation，TMS）等；对偏头痛发病机制的研究还有皮层扩布性抑制学说、三叉神经血管学说、多巴胺神经学说及5-HT血管活性物质学说等。

研究表明，生物因素、氧化应激因素、基因因素等在偏头痛的发病中也有重要的作用。关于偏头痛相关因素的研究是目前比较前沿和热门的研究领域，而卵圆孔、性激素、遗传基因等与偏头痛之间的关联受到进一步的关注，偏头痛与其他系统疾病的关系还有待进一步探索。总之，偏头痛的西医学发病机制逐步走向成熟，为临床诊断、治疗、预防偏头痛提供了借鉴和参考。

第二节　诊断与检查

头痛既可以是一种病，也可以是常见症状，病因复杂，涉及多种疾病。因此，在头痛的诊断及鉴别诊断中，详细的问诊是特别重要的，病史采集是头痛鉴别诊断的第一步。在询问病史时同时注意观察患者的表情和举止行动，以判断患者是否有全身性疾病。在此基础上应进行详细的临床检查，包括一般体格检查、神经系统检查、精神检查、五官检查；实验室检查如脑电图、脑脊液、CT、核磁共振、脑血管造影或数字减影血管造影、肝肾功能及代谢检查等。但这些检查项目应视患者的具体情况及需要来定，不应盲目地检查，以免增加患者的负担。在头痛的病史采集及体检中，以下几点应特别注意。

一、引起头痛的常见疾病

急性发作的头痛常见于：头部外伤，蛛网膜下腔出血、脑出血、高血压脑病、急性青光眼、急性脑膜炎、腰穿后头痛等。

亚急性发作的头痛常见于：颅内占位性病变、慢性脑膜炎、硬膜下血肿等。

慢性发作的头痛常见于：肌紧张性头痛、副鼻窦炎、颈椎病变、神经症等。

复发发作的头痛常见于：偏头痛、丛集性头痛、高血压、复发性脑膜炎、癫痫等。

二、头痛发生的部位

头痛的部位对病灶诊断仅有参考价值。一般颅外病变的头痛部位多与病灶一致，或位于病灶附近，如青光眼引起的头痛多位于眼的周围或眼上部。头颅深部病变或颅内病变，其疼痛部位与病变部位不一定符合，但疼痛多向病变同侧放射，如天幕脑膜瘤在未发生颅高压前，其疼痛多向同侧额部与颞部放射，后颅凹的肿瘤疼痛多位于枕部，脑脓肿的头痛大多位于病灶侧。急性感染性疾病（颅内或颅外）所致的头痛多为全头痛，呈弥漫性。颈部剧烈疼痛伴颈部强直者多见于蛛网膜下腔出血、脑膜炎、急性颈肌炎等。

三、头痛的发生时间和持续时间

晨起头痛加剧见于颅内占位性病变（睡眠后颅内压相对增高）和鼻窦炎

（睡眠时鼻窦内分泌物积聚所致），丛集性头痛多在夜间发作，三叉神经痛白天发作较多，长时间阅读后发生的头痛多为眼源性。

头痛的持续时间在诊断上也很重要。神经痛持续时间短，数秒或数十秒，如三叉神经痛引起的头痛。头痛持续数小时或1~2天，呈周期性反复发作是偏头痛的特点。慢性进行性头痛是脑肿瘤、慢性硬膜下血肿的特征表现。长年累月、时轻时重的慢性头痛多为神经症。

四、头痛程度

头痛程度与病变存在的部位、对疼痛敏感组织的侵害情况、个体对疼痛的敏感性有关。头痛的程度不能反映疾病的轻重，二者间无平行关系，有些神经症头痛可相当强烈。一般认为三叉神经痛、偏头痛、脑膜受刺激引起的头痛最剧烈；脑肿瘤、慢性炎症等引起的头痛属中度；鼻源性、齿源性头痛属轻度或中度。

五、头痛性质

性质比较特殊的头痛，对鉴别诊断帮助较大。如面部电击样反复发作剧痛，每次持续2~3秒或1~2分钟，沿三叉神经分支的支配区放射（尤以第2、3支）为三叉神经痛的特点。咽后部呈发作性疼痛，性质同三叉神经痛，吞咽动作可诱发疼痛或使疼痛加重，疼痛向耳及后枕部发散，则系舌咽神经痛。但在临床上遇到的大部分病例，头痛性质多无特异性，如搏动性头痛，虽常见于偏头痛、高血压、急性感染性疾病，但也可见于脑肿瘤，甚至神经症头痛。

六、头痛的伴随症状

1.剧烈恶心、呕吐，常提示有颅内压增高，多见于脑肿瘤或颅内感染。突发头痛，疼痛高峰时伴恶心、呕吐，吐后头痛减轻，多见于偏头痛。

2.伴有头晕或眩晕者，多系颅后凹病变，如占位性病变或椎基底动脉供血不足，基底动脉型偏头痛等。

3.头位改变时头痛加重，多见于颅内中线部位病变或占位性病变。

4.伴精神症状者，特别是慢性进行性头痛，早期可表现为眼神呆滞、情绪淡漠，对外界事物漠不关心，或表现为欣快、无忧愁感，可能为额叶肿瘤。

5.伴自主神经症状，如头痛时伴有面色苍白、多汗、心悸、腹痛、腹泻等，或无任何诱因突发此类症状，应考虑偏头痛、头痛型或间歇性癫痫、偏头痛等。

6.视觉障碍，如视力减退，视物模糊可见于青光眼、颅内高压。偏头痛发作前可有多种视觉症状，如闪光、暗点、偏盲等。复视、呕吐、眼底水肿多为颅内感染或占位性病变。

7.伴颅神经麻痹或中枢性偏瘫者，多见于颅内占位性病变、炎症或脑血管病等。

8.伴脑膜刺激征者多为脑膜炎，蛛网膜下腔出血或颅后凹肿瘤引起的慢性枕骨大孔疝。

七、头痛诱发、加重与缓解因素

头痛可因某些因素而诱发、加重或减轻。如考试、劳累、精神受刺激可诱发偏头痛、肌紧张性头痛、精神性头痛；饮酒可诱发血管性头痛。咳嗽、用力、转头可使颅高压性头痛加重；直立位可使低颅压性头痛加重，丛集性头痛减轻；压迫颞浅动脉或颈总动脉头痛减轻者多为血管性头痛，戴帽保暖或按摩肌肉而使头痛减轻者多为肌紧张性头痛。

八、头痛发生的周期性

反复周期性发作，一次持续数小时或数天，一月几次或数月一次，间歇期正常，多为偏头痛。间断发作，发作期每天发作2~3次或数次，持续2~3周甚至2~3个月停止，间歇数月或数年，多为丛集性头痛。反复发作，呈放电样、刀割样、针刺样疼痛，持续几秒或数分钟，间歇期正常，多为神经痛。发作持续时间无明显间歇期的头痛多为紧张性头痛。

九、实验室检查

1.脑脊液
脑脊液压力增高或降低可引起颅压变动性头痛（高颅压头痛或低颅压头痛）；血性者为蛛网膜下腔出血或脑出血；白细胞增多为中枢神经系统炎症。

2.脑电图
特异性发作性异常可见于头痛型癫痫；非特异性异常可见于偏头痛或颅内炎症性病变；局灶性异常可见于颅内占位性病变等。

3.X线检查

颅部X线平片可判断有无高颅压综合征、颅内异常钙化等，颈椎X线片可发现有无颈椎病征象，副鼻窦X线片可确定有无副鼻窦炎，其他特殊检查如脑血管造影、CT、MRI等对确定头痛原因都是有帮助的。

十、头痛诊断的注意事项

头痛可以是功能性，也可以是器质性，后者又可分为颅内病变、颅外病变或全身性疾病。在临床实践中遇到头痛患者要考虑：①头痛是由头面部疾病引起，还是由全身性疾病引起；②是由颅外病变引起，还是由颅内病变引起；②是由器质性疾病引起，还是由功能性疾病引起；④疾病的性质是什么。从头痛发病率来看，最多见的是血管性头痛、紧张性头痛，其次是脑外伤及五官疾病引起的头痛，脑肿瘤、出血等引起的头痛仅占少数。

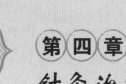

第四章
针灸治疗头痛与偏头痛的临床经验

第一节　针灸治疗头痛与偏头痛的古代经验

一、先秦两汉时期

《素问》中记载头痛是因感受风寒等外邪，或因肝气上逆，心火上攻而引起的，涉及心、肝、肺三脏。总的治疗原则为"调其阴阳、不足则补、有余则泻"，《素问》记载针灸治疗方法集中体现在选经和放血两个方面。心热病导致的头痛面赤，选刺手少阴太阳经，疟病导致的头痛及重者，刺头上及两眉之间出血。《灵枢》中论述头痛是热邪侵袭，或由癫狂所致，涉及膀胱经、胆经、胃经等经。总的治疗原则为"盛则泻之、虚则补之、热则疾之、寒则留之、陷下则灸之，不盛不虚，以经取之"。《灵枢》记载针灸治疗方法体现在选经、取穴和放血三个方面。如"癫疾始生，先不乐，头重痛"；取"手太阳、阳明、太阴"，取"飞扬、悬颅、人迎"等腧穴治疗头痛；"厥头痛，头脉痛，心悲，善泣视头动脉反盛者，刺尽去血"。同时还将"厥头痛"与"真头痛"作对比，突出头痛病情的轻重程度。

二、魏晋唐宋时期

《针灸甲乙经》中记载头痛病因继承了《内经》的论述，头痛以外邪侵袭，感受风、寒、热邪所致。治疗方面主要体现在腧穴的选择上，《针灸甲乙经》记载治疗头痛的穴位共计56个，涉及11条经脉，以足太阳膀胱经、足少阳胆经、手少阳三焦经的腧穴为主，详见表1。这弥补了前人"详于经而略于穴"的不足，体现了针灸临床实践的价值，对针灸的传播和发扬具有重要意义。

表1　《针灸甲乙经》中头痛取穴统计表

序号	腧穴	归经	频数
1	孔最	手太阴肺经	1
2	合谷、阳溪、温溜	手阳明大肠经	3
3	头维、足三里、丰隆、冲阳	足阳明胃经	4
4	商丘	足太阴脾经	1
5	少泽、后溪、阳谷、腕骨、小海	手太阳小肠经	5
6	攒竹、通天、天柱、大杼、风门、曲差、三焦俞、飞扬、昆仑、仆参、京骨、束骨	足太阳膀胱经	12
7	大陵	手厥阴心包经	1
8	液门、中渚、清冷渊、消泺、天牖、颅息、丝竹空	手少阳三焦经	7
9	颔厌、悬颅、悬厘、天冲、本神、阳白、目窗、承灵、脑空、风池、外丘、窍阴	足少阳胆经	12
10	命门、神道、风府、百会、囟会、神庭	督脉	6
11	中极、关元、上脘、天突	任脉	4

　　《针灸资生经》认为头痛病因为风、寒、热等外邪侵袭，或肝肾不足。在治疗方面，主要体现在腧穴的选择和灸法的运用上。《针灸资生经》设《头痛》专篇论述，包括头痛和伤寒头痛，其他散见于头风、中风、癫疾、风眩、脑痛、头肿等病症中。在腧穴选择方面，主要集中于头部（局部）取穴，如四神聪、脑空、百会、前顶、后顶等。治疗头痛运用灸法是本书的一大特色，如"脑虚冷，脑衄，风寒入脑，久远头疼等，亦宜灸囟会"，完善了头痛的针灸治疗体系。《针灸资生经》记载治疗头痛的穴位共计93个，包含了十二条正经和任脉、督脉的相关腧穴和经外奇穴，以足太阳膀胱经、足少阳胆经和督脉为主。详见表2。灸法使用情况见表3。

表2　《针灸资生经》中头痛取穴统计表

序号	腧穴	归经	频数
1	鱼际、孔最	手太阴肺经	2
2	温溜、合谷、上廉、阳溪	手阳明大肠经	4
3	解溪、丰隆、四白、头维	足阳明胃经	4

续表

序号	腧穴	归经	频数
4	太白	足太阴脾经	1
5	通里、少海、青灵	手少阴心经	3
6	少泽、后溪、前谷、腕骨、小海、支正	手太阳小肠经	6
7	承光、大杼、昆仑、三焦俞、天柱、玉枕、承筋、胆俞、飞扬、风门、跗阳、京骨、眉冲、曲差、肾俞、束骨、足通谷、通天、五处、譩譆、攒竹、至阴	足太阳膀胱经	22
8	涌泉	足少阴肾经	1
9	天池、大陵、中冲	手厥阴心包经	3
10	丝竹空、液门、中渚、关冲、耳和髎、颅息、天牖、消泺、瘛脉	手少阳三焦经	9
11	悬厘、风池、脑空、天冲、颔厌、率谷、完骨、悬颅、承灵、头临泣、目窗、头窍阴、曲鬓、外丘、阳陵泉、正营	足少阳胆经	16
12	曲泉	足厥阴肝经	1
13	前顶、百会、后顶、强间、囟会、命门、脑户、神道、哑门、风府、上星、神庭、水沟、陶道	督脉	14
14	关元、丹田、鸠尾、气海	任脉	4
15	明堂、太阳、四神聪	经外奇穴	3

表3 《针灸资生经》中灸法治疗头痛统计表

序号	腧穴	所属经脉	条文	出处
1	囟会	督脉	脑虚冷、脑衄、风寒入脑、久远头疼等，亦宜灸囟会。	《虚损》
2	譩譆	足太阳膀胱经	小儿食时头痛，及五心热，灸譩譆各一壮。	
3	关元	任脉	若头痛，筋挛骨重，少气，哕噫，满，时惊，不嗜卧，咳嗽烦冤，其脉举之则弦，按之石坚，由肾气不足而内著，其气逆而上行，谓之肾厥。宜灸关元百壮，服玉真元。	《头痛》
4	曲鬓	足少阳胆经	若头痛连齿，时发时止，连年不已，此由风寒留于骨髓，髓以脑为主，脑逆故头痛，齿亦痛。宜白附子散，灸曲鬓七壮，左痛灸左，右痛灸右。	
5	百会、囟会	督脉	肾厥、肝厥头痛须先百会、囟会等穴，而丹田、气海等穴尤所当灸，以补养之，毋使至于此极可也。	
6	丹田、气海	任脉		
7	颔厌	足少阳胆经	颔厌疗风眩目无见，偏头痛引目外眦急，耳鸣好嚏，颈痛。岐伯灸偏头痛。	
8	囟会、强间	督脉	凡脑痛、脑旋、脑泻，先宜灸囟会，而强间等穴，盖其次也。	《脑痛》

三、金元明清时期

《针灸聚英》总结了头痛病因，主要包括风、风热、痰湿、寒等。在治疗方面，该书汇总了明以前针灸治疗头痛或偏头痛的选穴规律，并将针灸治疗头面疾病编成歌赋，以便传扬。《针灸聚英》记载治疗头痛的穴位共计87个，合谷、攒竹、风池、上星、百会运用频次较高，除足少阴肾经外，其余经脉均有选穴，以足太阳膀胱经、足少阳胆经和督脉为主，详见表4。

表4　《针灸聚英》中头痛取穴统计表

序号	腧穴（频次）	归经	频数
1	鱼际3、列缺2、孔最1、太渊1	手太阴肺经	4
2	合谷11、阳溪2、二间1、三间1、上廉1、温溜1	手阳明大肠经	6
3	头维4、解溪3、丰隆2、足三里2、冲阳1、颊车1、四白1	足阳明胃经	7
4	太白1	足太阴脾经	1
5	少海5、通里2、青灵1、神门1	手少阴心经	4
6	后骨5、腕骨3、少泽2、小海2、阳谷1	手太阳小肠经	5
7	攒竹7、申脉4、昆仑3、京骨2、三焦俞2、足通谷2、胆俞1、飞扬1、金门1、睛明1、曲差1、束骨1、天柱1、委中1、小肠俞1、谚谑1、玉枕1	足太阳膀胱经	17
8	大陵1、中冲1	手厥阴心包经	2
9	丝竹空5、液门3、中渚1、外关2、关冲1、消泺1、阳池1、足临泣1	手少阳三焦经	8
10	风池7、悬颅3、颔厌2、肩井2、脑空2、阳陵泉2、承灵1、目窗1、天冲1、瞳子髎1、头窍阴1、完骨1、侠溪1、悬厘1、阳辅1、正营1、足窍阴1	足少阳胆经	17
11	曲泉1	足厥阴肝经	1
12	上星7、百会6、风府3、前顶3、囟会3、后顶2、神道2、神庭2、命门1、脑户1、强间1、哑门1、印堂1	督脉	13
13	关元2、鸠尾1	任脉	2

《针灸大成》中治疗头痛注重局部选穴，所选腧穴多分布于头项部和上肢部，常使用的腧穴有合谷、风池、列缺、百会、上星。腧穴配伍方法以远近配穴、局部配穴为主，常使用的腧穴组合为百会-合谷、上星-合谷、上星-百会。该书重视交会穴、五输穴、原穴的使用，可为现代针灸临床治疗提供一定的参考。

　　《医宗金鉴·刺灸心法要诀》在治疗头痛或偏头痛方面，重视特定穴，如八脉交会穴。均采用歌诀形式，适于诵记，便于传扬。《医宗金鉴·刺灸心法要诀》中治疗头痛取穴共计19个，涉及8条经脉，以足太阳膀胱经、足少阳胆经、督脉等经脉腧穴为主，详见表5。

表5　《医宗金鉴·刺灸心法要诀》中头痛取穴统计表

序号	腧穴	归经	频数
1	列缺、太渊	手太阴肺经	2
2	合谷、阳溪	手阳明大肠经	2
3	头维、解溪	足阳明胃经	2
4	后溪	手太阳小肠经	1
5	攒竹、通天、昆仑、申脉	足太阳膀胱经	4
6	丝竹空	手少阳三焦经	1
7	风池、脑空、足临泣、足窍阴	足少阳胆经	4
8	风府、上星、哑门	督脉	3

第二节　针灸治疗头痛与偏头痛的现代经验

一、毫针疗法

1.辨证取穴

　　黄氏等以针刺太阳、风池、足临泣为主。辨证取穴，肝阳上亢型配双侧太冲、合谷、肝俞，用泻法；肾水不足型配双侧太溪、复溜、肾俞，用补法；内分泌型配双侧关元、三阴交，用平补平泻法。总治疗65例，显效25例，有效15例，无效5例。王氏在疾病发作期以泻法为主，缓解期轻度刺激加以治疗。其将本病分为肝阳上亢型、痰浊上扰型、瘀血阻络型、气血亏虚型、肝肾阴虚型5型，以患侧太阳穴及双侧风池为基本穴位辨证施治，共治疗120例，总有效率为95.83%。翟氏以风池、头临泣、头维为主穴，肝阳上亢型加太冲、合谷、外关；痰浊中阻型加内关、丰隆、阴陵泉；瘀血阻络型加角孙、太阳、阿是穴；气血亏虚型加太溪、足三里、三阴交。共治疗48例，治愈率为68%，有效率为91.7%。王氏以神庭、百会、头维、率谷为主穴，肝阳上亢型加太冲；血虚型加血海；痰浊型加丰隆；肾虚型加太溪；瘀血加膈俞。共治疗30例，即时止痛总有效率为93.33%，远期止痛总有效率为90%。戴氏等治疗头痛取百会、合谷、太冲为主穴，肝阳上亢型加足临泣；痰浊上扰型加丰隆、阴陵泉；瘀血阻滞型加血海；气血亏虚型加足三里。共治疗40例，有效率为90%。

2.少阳经取穴

很多研究者认为本病多责于少阳经的功能失调，所以治疗时选择少阳经穴为主。李氏等单侧发病取患侧太阳、风池、头维、率谷、足临泣、足三里，双侧发病则取双侧穴位，共治疗48例，总有效率为95.83%。谢氏等针刺治疗偏头痛32例，局部取患侧率谷、颔厌、风池，远部取双侧足临泣、丘墟、阳陵泉。加用局部阿是穴，痊愈10例，显效8例，有效9例，无效5例。常氏等针刺少阳经角孙、外关、阳陵泉、丘墟治疗偏头痛，共治疗30例，总有效率为93.33%，并且治疗组偏头痛患者的远期疗效优于非经非穴组，表明针刺少阳经穴能有效缓解临床症状。

3.远近配穴

宋氏采用远近配穴针刺法，即头部局部穴位透刺和循经远取穴位相结合，共治疗40例，总有效率达90%。李氏采用近取百会、四神聪，远配双侧合谷为主穴，配穴随症加减，泻实补虚，共治疗28例，有效率为96.43%。王氏近取百会、风池、头维、率谷、太阳，远取列缺、合谷、太冲、太溪、三阴交、血海、丰隆，总有效率为97.6%。

4.调神法

陈氏认为本病病位在"清阳之府"，常与悲、怒、忧、思、恐等情志因素有关。取神庭、内关、三阴交养心安神，宁神定志，配合谷、太冲以清热除烦，理气解郁。再选耳穴交感、神门、心、内分泌以调节自主神经功能，达到调神镇痛之目的。共治疗30例，总有效率为90%。戴氏等认为头痛是脏腑功能失调，升降失常，络脉瘀阻，气血不足形成的，主张治头痛需调神与疏泄相结合。调神则重用内关、水沟以安定神志，疏泄则取四关（合谷、太冲）以疏风散邪，平息亢逆。四穴合用，总有效率达87.94%。

5.其他方法

王氏等单取水突穴，一侧头痛取单侧（同侧），两侧或全头痛取双侧，共治疗98例，总有效率为96.9%。徐氏等以夹脊穴为主穴，随各经头痛的选取配穴，共治疗200例，92例治愈，98例有效，10例无效。古氏采用透刺手法，主穴取患侧丘墟透照海、角孙透太阳,配穴取百会、阿是穴、双侧风池、合谷。其治疗97例,总有效率为100%。

二、电针疗法

周氏等取患者双侧翳风穴,毫针刺入1.5寸有明显针感后,连接电针治疗仪,采用连续波刺激,以患者耐受为度,留针30分钟,10天为1个疗程。共治疗48例,治愈率达75%,总有效率达100%。赵氏等在服用天枢胶囊的基础上,在疼痛发作时予以针刺治疗。取曲鬓、头维、丝竹空、率谷、风池、太阳、翳风、阿是穴、合谷,以直径0.32mm的2寸毫针平刺各穴,得气后两两接电针治疗仪,采用连续波刺激,频率50Hz,留针30分钟,每日1次,疼痛缓解即停止。共治疗50例,总有效率为94%。

三、国外关于针刺治疗偏头痛的临床研究

Sun和Gan对1966~2007年的关于针刺治疗慢性头痛的随机对照试验进行了系统的回顾和总结,其结果表明针刺对于改善头痛的频率和程度较假针刺和药物都有更好的优势。钟广伟等进行的一项随机对照多中心研究中,253例患者被随机分为针刺组和药物组,针刺组接受肝经和胆经上的太冲、阳陵泉、风池和曲泉的针刺治疗,药物组接受盐酸氟桂利嗪胶囊的治疗。治疗结束后3个月、6个月针刺组的效果均明显优于药物组,并且在1年后的随访中,针刺组也表现出了较好的效果。Endres等在关于针刺治疗偏头痛作用的研究中,分析了从2001~2007年的10项随机对照研究,结果表明,针刺6周的治疗效果可以和常规药物治疗6个月的疗效相媲美。Linde等2009年关于针刺预防偏头痛的循证研究表明针刺治疗结束后3~4个月和药物预防比较有更好的治疗效果和更少的不良反应,然而依然缺乏充分的证据来阐明假针刺的起效机制。

综合上述文献可见,针灸治疗头痛均取得显著疗效,且较之西药治疗具有疗效好、费用低、操作简单、副作用少等优势。但是存在不足之处,①辨证治疗时辨证分型不统一;②疗效判定主要依据患者自觉症状改善情况来判定,缺乏统一客观的标准;③治疗疗程长短不一;④治疗后随访时间不统一,随访机制不健全,缺乏对照观察研究,不能更好地了解病例的发展变化和长期疗效。

西医学主要从生化、基因、形态学及影像学等方面对偏头痛进行具体的研

究与探讨。临床实践与动物实验均证明，针刺用于偏头痛的治疗确实能起到和药物治疗相近甚至更优的效果。

所以，针灸治疗偏头痛的研究应进入更深的层次。在针灸治疗偏头痛的具体操作上，还需不断实践，以期达到更好的疗效。针刺止痛的长期效应是其优于药物治疗的一大特色，目前依然缺乏多病例和长时程疗效的观察和比较。确定针刺在偏头痛治疗中的作用，对于改善药物治疗的一些不良反应，减少药物的服用都有很重要的意义。

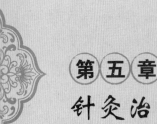

第五章
针灸治疗头痛与偏头痛的疗效特点与规律

第一节 体针治疗头痛与偏头痛的疗效特点与规律

体针是与耳针、头针等相对而言的，一般是指用毫针针刺身体各部位经脉、穴位以通调营卫气血、调整经络及脏腑功能来治疗相关疾病的一种方法。体针我国传统针刺技术中最主要、最常用的一种治疗方法。

一、体针治疗头痛与偏头痛的疗效特点

头为诸阳之会，三阳经均循头面，厥阴经亦上会于巅顶。头部是经脉之气聚集之处，清阳之气所居之所，无论是外感之邪，还是内伤之乱，均易使其阴阳平衡失调，气血运行逆乱，继而清阳之气受遏，经络瘀阻，不通则痛。体针疗法通过刺激腧穴、经络，调动人体内在潜力，调节阴阳，使逆乱的气血得以调复，通其经脉，调其血气，达到治疗头痛的目的。从西医学的角度看，针刺可缓解血管、神经紧张度，具有解痉作用，可促进脑部血流量，改善脑供血、微循环及各组织器官的缺氧状态。

1.采用经络辨证，进行分经论治

临床上多数头痛患者头痛发作时都有明显的部位特征，在治疗时首先应当根据疼痛部位采用经络辨证，进行分经论治。选穴应局部与远道相结合。头部选穴以风池及攒竹为多用，远道则多选相关经络的原穴或经穴，足少阳胆经、足太阳膀胱经、足阳明胃经、足厥阴肝经和足少阴肾经的远端腧穴尤为常用。如果头痛部位特征不明显，不易进行分经论治，可根据患者整体情况或头痛特

点参用其他辨证方法选穴。对一些长期头痛或体质特征明显的患者可配合脏腑辨证进行选穴。如患者头痛缠绵常年不愈、身体消瘦、面色萎黄、语声低微，多为气血不足不能上荣之血虚头痛，此时在治疗时就可参以脏腑辨证，健脾和胃、益气养血；对头痛剧烈、面赤口苦、急躁易怒的肝阳上亢之头痛患者，则在经络辨证的基础之上再配合使用滋水涵木、平肝潜阳的治法进行治疗。

2. 配伍精要得当，倡导子午流注

针灸通过调动人体气血治病，而人体气血是有定数的，选穴过多、过杂则气血分散，必然会影响疗效。治疗时应抓住关键，有的放矢，选穴少而精，力量专而宏，方能取得良效。如偏头痛可选择风池、丘墟；前额痛可选择攒竹、解溪；后头痛可选择天柱、昆仑；头顶痛可选百会、涌泉等，虽然用穴不多，但远近穴位互相配合，疗效显著。尤其对于急性发作的剧烈头痛，往往取一两个穴位，即可见效。对于头痛发作有明确时间特征的患者，可按发作时间特点，配合子午流注纳选穴治疗。按子午流注选穴治疗头痛，应当注意所开之穴，当与所治疗的头痛有相关性，即《医学入门》中所说"必穴与病相宜，乃可针也"。王伟华等对子午流注针法治疗少阳经型偏头痛进行了临床观察，认为子午流注针法治疗该类型头痛可取得明显疗效。

3. 重视脾胃，选穴兼顾后天

治疗头痛，在依据疼痛部位进行经络辨证、分经论治的同时，还应注重对脾胃功能的调节。脾胃是后天之本，是生命活动能量的源泉，经脉中气血的生成依赖脾胃的正常运转。针灸是通过影响人体经脉中的气血运行来调节脏腑、九窍、四肢、百骸功能的。如果气血本身生成不足，那么针灸效果就会受到影响。因此，治疗各种疾病一定要兼顾脾胃，使气血生化之源充足，才能使针灸更好地激发经气，调节机体功能。特别是一些慢性或顽固性疾病，一定要注意调节脾胃功能，急性疾病治愈后的巩固期也要注意此问题。如临床遇到慢性头痛或血虚头痛的患者，首先应当考虑患者是否存在脾胃功能失调。因为久病必然伤及脾胃，脾胃是气血生化之源，脾胃功能失调则导致气血不足，就会引起相应症状。此时首先应当调节脾胃，再配以理气、活血、解郁的治法，既可以使气血有所生，又能够使气血流通无碍，如此则正气可复，其病可除。此外对一些急性头痛的患者，也不可忽略对其脾胃的调节。急则治其标，缓则治其本。患者急性头痛发作时，需要迅速止痛以治标，一旦症状缓解，则当整体调节以治本。从"脾胃为后天之本"的角度来看，也可以理解为调脾胃即是"治本"

的重要手段。

4.下针推求先后，必与气机相合

古代针灸名家认为，正确的进针和出针顺序对调节患者的气机有至关重要的作用，是取得疗效的关键要素之一。在某些疾病中行针顺序甚至会直接决定治疗效果。当代一些针灸名家提出"针刺顺序是针灸处方的重要组成部分"，在针灸临床中这个"先后"既指标本缓急之先后，又指针刺的先后顺序。疾病是气机运转失调所致，相同的针刺组方，针刺先后顺序的不同对气机运行的影响也不同，所治疗的疾病也不相同。以针领气，气随针动，针刺的顺序就是气血运行的方向。具体到头痛的治疗，《灵枢·周痹》记载了"痛从上下者，先刺其下以过之，后刺其上以脱之"的顺序，先取远端腧穴进行针刺，待头痛缓解后再取头部腧穴进行治疗。如此顺序既有利于疏解头部瘀塞之气血，又有利于调整周身之气机。"不通则痛"，一般头痛患者，多为经脉受阻于头部，气血壅滞不通于上而致。此时首先针刺远端腧穴，可引气下行使壅滞于头部的气血得以下降，如此头痛症状可迅速缓解，之后针刺头部腧穴，与先前所取之远端腧穴遥相呼应，疏通经脉，引导调节周身气机升降出入，使"气从以顺"，以达到标本兼治的目的。就头痛而言，一般采取"降逆出针法"，即先起头部之针，后起远端之针。如此顺序可使患者阴平阳秘、气机通达，以起到加强和巩固治疗效果的作用。

5.进针重视押手，补泻详推轻重

《难经》中记载"知为针者，信其左；不知为针者，信其右"来强调押手在针刺中的治疗作用。正确地使用押手，不但能减轻针刺时患者的疼痛感，还可以使针下迅速得气。正如《标幽赋》中所言"左手重而多按，欲令气散；右手轻而徐入，不痛之因。"此外，《素问·离合真邪论》提出："必先扪而循之，切而散之，推而按之，弹而怒之，抓而下之，通而取之，外引其门，以闭其神。"都可以通过押手操作实现。在补泻方面，头痛一症多为虚实夹杂，针刺时宜攻补兼施。临床需依据患者体质及疾病性质来决定补泻，或补中有泻，或泻中有补，或先补后泻，或先泻后补，但总应以祛邪止痛为重，如此才能获得良好而持久的疗效。高玉瑃教授提倡使用呼吸补泻法。呼吸补泻法源于《黄帝内经》，《素问·离合真邪论》记载："静以久留，无令邪布，吸则转针，以得气为故，候呼引针，呼尽乃去，大气皆出，故命曰泻……呼尽内针，静以久留，以气至为故，如待所贵，不知日暮，其气以至，适而自护，候吸引针，气不得出，各在其处，推阖其门，令神气存，大气留止，故命曰补。"详细描述了呼吸补泻法的要求。较之《黄帝内经》中所提到的其他补泻方法，呼吸补泻法描述最为详细，由此可见此种补泻方法的重要性。呼吸补泻法的精妙之处在于能将补泻手法与全身气机之升降出入相结合，不局限于何经何穴，是一种整体调节的方法，并且患者痛苦小而易于接受。在用针手法的轻重方面，攻邪之时应采用"重手法"，"久留针"，一般实证留针40分钟左右，这与现代研究所证实的治疗急性疼痛的最佳留针时间45分钟非常接近。对于个别疼痛顽固而剧烈的患者，主张留针2~4小时。而在调理虚证时则当采用"轻手法"，留针时间宜短，一般15分钟左右即可。

二、体针治疗头痛与偏头痛的规律

针灸是根据头痛的部位，以经络辨证为主，脏腑辨证为辅，运用局部选穴、经络辨证远端选穴或兼脏腑辨证选穴相结合的方法治疗头痛。偏头痛为少阳头痛，其发病部位为手、足少阳经脉循行所过。因此在针灸治疗中除了局部选穴治疗外，远端选穴多取手、足少阳经腧穴，如足少阳胆经的足临泣、侠溪、足窍阴及手少阳三焦经的中渚、外关等穴位。

1.经脉辨证

《灵枢·厥病》曰："厥头痛，项先痛，腰脊为应，先取天柱，后取足太阳。"头、项、腰脊的病变部位皆在足太阳膀胱经的循行路线，故取足太阳膀胱经的经穴治疗。《灵枢》中的经络理论对临床的指导意义远不止此，比如在《灵枢》的处方中常见阴阳表里经、手足同名经的配合，由于《灵枢》中多使用经脉穴治疗，更使这一配穴特点一目了然。如《灵枢·厥病》云："厥头痛，面若肿起而烦心，取之足阳明、太阴。""头半寒痛，先取手少阳、阳明；后取足少阳、阳明。"之所以这样选穴，是因为经脉之间存在着阴阳表里的关系，所以当某一经脉发生病变时，除了选用本经腧穴外，还可以选用相表里经的腧穴。同样，十二经脉的交接特点决定了手足同名阳经交接于头面部，手足同名阴经交会于胸腹部，这种同名经相互衔接、同气相通的特点，为同名配合选穴提供了理论基础。

2.根结标本理论

《灵枢》中的处方具有多用经脉穴的特点。前文已经论述经脉穴是位于肘膝以下的远端穴，接近原穴、五输穴的位置。《灵枢》阐述了四肢远端穴具有治疗头面五官、躯干内脏疾病的作用，其依据就是十二经脉循行理论和根结标本理论。根结标本是相对于经气循行部位而言的,四肢在下为根为本是经气之源,头身在上为标为结是经气之流,经气是相互流通的。所以,肘膝以下的腧穴不仅可以治疗局部疾病,还能治疗内脏与头身疾病。

3.脏腑辨证

根据病变涉及的脏腑,取该脏腑所属经脉治疗。如《素问·刺热》载:"心热病者,先不乐,数日乃热。热争则卒心痛,烦闷善呕,头痛面赤无汗。壬癸甚,丙丁大汗,气逆则壬癸死。刺手少阴、太阳。"《素问》将热病按五脏分为心热病、肝热病、脾热病、肺热病、肾热病5种类型,然后分别取治于五脏所属经脉及与其相表里的经脉。脏腑理论的指导还体现在《灵枢》中许多疾病的治疗选穴上,如《灵枢·寒热病》辨别皮寒热、肌寒热、骨寒热,分别取治于手太阴肺经、足太阴脾经、足少阴肾经,即是根据肺主皮毛、脾主肌肉、肾主骨的脏腑理论进行辨证治疗的。因此,可以认为脏腑辨证是指导《灵枢》用穴的主要依据之一。

4.局部取穴与远端配穴

外感头痛以祛邪为主,内伤头痛应调整脏腑气血功能。实证宜泻,虚证宜补。取穴:前头痛者取阳白、攒竹、头维、合谷、内庭;侧头痛者取风池、太阳、头维、率谷、外关、足临泣;后头痛者取风池、天柱、玉枕、后溪、昆仑;头顶痛者取百会、四神聪、风池、太冲、涌泉。随症配穴:外感风寒引起的头痛,加灸大椎、风门;外感风热者,加刺大椎、曲池;风湿者,加阴陵泉;肾虚者,加肾俞、关元、太溪;肝阳偏亢者。加肝俞、行间;气血虚者,加气海、足三里、三阴交。

三、依据西医学理论的选穴规律

1.三叉神经血管学说

三叉神经血管学说是目前解释偏头痛发生机制的主流学说。"三叉神经-颈神经复合体"(trigemino cervical complex,TCC)是偏头痛发病中三叉神经和枕神经伤害性感觉信息传导途径中的重要解剖结构。三叉神经血管学说、TCC解剖特点、穴位主治性能与神经节段关系等在一定程度上指导偏头痛的针刺治疗选穴。如偏头痛治疗常用的风池穴,恰位于枕神经的体表投影处,针刺风池可能通过刺激枕神经作用于TCC,实现对三叉神经血管系统的良性干预,达到镇痛效应。有学者结合偏头痛针刺选穴规律,提出偏头痛不同神经分布区穴位针刺镇痛效应的相对特异性假说。初步研究亦发现，针刺枕神经分布区穴位（脑空透风池、脑户透风府）可显著缓解枕部疼痛，并对额颞眶痛亦有较好的镇痛作用；针刺三叉神经分布区穴位（头维透丝竹空、额厌透太阳、悬颅透瞳子髎等）可显著缓解额颞眶痛，但对枕部疼痛的疗效较差。提示针刺枕神经分布区、三叉神经分布区穴位治疗偏头痛时的镇痛效应存在相对特异性。然而，因为三叉神经血管学说主要是解释头痛发生的机制，针对三叉神经分布区穴位、枕神经分布区穴位的研究也主要是以缓解头痛症状尤其是即刻镇痛效应，对于预防性治疗偏头痛，如减少发作频率等方面，目前还缺乏针对性研究，对穴位优选亦无法提供指导。

2.皮层扩布性抑制理论

皮层扩布性抑制（cortical spreading depression，CSD）是指大脑皮质受到有害刺激后出现神经元和神经胶质细胞去极化，伴随着细胞外钾离子浓度升高和多种神经递质释放，并向周围组织异常传播，同时影响脑干内源性镇痛系统的一种现象。研究显示，电针大鼠"阳陵泉""太冲"可显著抑制氯化钾诱导的偏头痛模型大鼠CSD电位波幅，激活内源性镇痛系统，提高痛觉阈值。

3.激痛点理论

偏头痛同侧头颈部激痛点（myofascial trigger point，MTrP）是影响偏头痛发生、持续的一个重要因素。因此基于MTrP理论可以对针刺预防性治疗偏头痛选穴提供指导，如Chessman选择颈部MTrP针刺，疗效优于预防性药物。

目前学界普遍认为在偏头痛间歇期，患者存在疼痛处理及调节与应激反应相关的脑区功能异常，大脑皮质尤其是枕区的神经元兴奋性增高，皮层–丘脑/脑干的网络活动减弱，脑干功能活性下降或广泛的颅内血管血液动力学异常及缺氧耐受性降低等现象。针刺能在一定程度上修复下行疼痛调制系统的损伤，可有效影响间歇期的脑血流异常状况。

四、基于针刺预防性治疗偏头痛穴位优选现状的思考

现有研究显示，针刺预防偏头痛的穴位优选以中医传统理论选穴和少阳经穴为主，配合远端辨证选穴，但仍存在诸多研究空白，笔者认为需要在以下方面进行深入研究。

1.注重多因素系统分析

影响选穴的因素在针刺治疗中不是孤立的。除穴位的经络属性及穴性外，

下列因素也会显著影响穴位的选择。①疾病特点：偏头痛的不同亚型、不同病程等；②针刺手法：针刺方向、角度、深度、刺激量等；③针刺工具；④针刺时机：偏头痛缓解期较长，针刺预防性治疗的介入时机非常重要；⑤其他因素：合并应用预防性治疗药物、理疗、心理治疗等。上述任何因素的变动，都很有可能直接或间接地影响穴位的选择。目前，关于在针刺预防性治疗偏头痛研究中，穴位与影响选穴的相关因素间的交互作用（协同或拮抗）研究尚属空白，对此我们建议可根据系统科学、系统工程学等理论方法，选择多因素、多水平分析法进行优化分析。

2.进一步明确穴位相对特异性

对针刺预防性治疗偏头痛穴位方案进行优化，必须面对并解决的问题是穴位的相对特异性问题。基于目前研究分析，我们初步认为针刺预防性治疗偏头痛在选穴方面存在相对特异性，这为穴位的优选提供了一定依据。但总体而言，目前的研究结果还很薄弱，应进一步加强对不同经络间、不同经穴间、经穴与非经穴间、穴位与非穴位点间的偏头痛预防性针刺效应对照观察，进一步观察穴位的相对特异性，为优选穴位提供依据。

3.综合中西医理论选穴的优势

三叉神经血管学说、皮层扩布性抑制理论等偏头痛发病机制理论，TCC、扳机点、皮层-丘脑/脑干网络异常等相关理论，为针刺预防偏头痛选穴方案研究提供了新思路，在这些理论方法的指导下，选穴方案获得了一定疗效，同时提示选穴存在一定的相对特异性。在此基础上，对各种取穴方案组合，如枕神经分布区选穴联合三叉神经分布区选穴，或联合脊神经分布区选穴等，可进一步提高疗效。探讨中医传统理论取穴优选方案及西医学理论优选方案的共同点，分析各自的优势、不足，实现强强联合、优势互补，理论上是可行的。如采用"局部神经分布区穴位刺激+辨经、辨证取穴"等。

第二节　头针治疗头痛与偏头痛的疗效特点与规律

一、头针治疗头痛与偏头痛的疗效特点

头针对各种头痛均有止痛效果，尤对功能性头痛疗效较好，临床治愈率高。头针对紧张性头痛、血管性头痛、外伤性头痛疗效最佳，其次为眼、耳、鼻、

齿源性头痛。对其他原因引起的头痛，头针只能改善症状，要彻底治愈，应以治疗原发病为主，辅以头针治疗。

头针治疗头痛应根据病种配用不同的手法及辅助方法以提高疗效。如血管性头痛宜用强刺激手法，使患者产生较强的针感，以迅速止痛；对于紧张性头痛则应用小幅度轻柔的捻针法，使患者产生舒适感，再配合按摩，使紧张的肌肉易于放松。适当延长留针时间（可长达12小时）可以使针刺的作用时间延长，从而提高对顽固性头痛的疗效，由于针刺位于头部，留针对患者的日常活动并无影响。

头针治疗时，患者针感的有无及强弱与疗效相关，一般针感产生得越快越强，疗效越佳。头针的针感一般表现为局部的酸、麻、胀、痛、痒或头皮紧感。个别患者头皮松弛，施术时似插入豆腐，针感也不强，医者应采取措施尽量诱导出针感，如采用强刺激手法或双针刺法等。治疗时患者取坐位较其他体位易产生针感。有些患者头皮敏感，针感强，则应减少捻针幅度，或以轻弹针柄的方法代替捻针。

目前头针疗法在临床中已广泛应用于脑源性疾病，其中包括头痛，疗效确切，且穴位及治疗线的选择均是以患者临床症状为主要依据，更加简洁直观，疗效也几乎不受个体差异的影响。有研究结果显示，头针治疗偏头痛从治疗结束至随访的3个月均有显著疗效。头针治疗组在疼痛的缓解程度上相比药物对照组，于随访2个月内有显著优势，但治疗效应随时间增加而减弱，在随访的第3个月时，两组在多数指标上比较差异均无统计学意义；治疗组患者头痛发作次数及服药次数在随访3个月内均较对照组明显减少。从影响治疗组疗效的因素来看，治疗前疼痛程度越高，疗效越好；瘀血型长期疗效较肝阳上亢型好；随访第2个月，男性治疗效果优于女性；文化程度对于疗效的影响仅见于随访第3个月，可能与患者对调护保养的认识或其他综合社会因素有关；患者性别、年龄、是否先兆性偏头痛、有无伴随症状、有无偏头痛既往发作史对疗效无影响。

二、头针治疗头痛与偏头痛的规律

《标幽赋》里的"四根三结"，其中头部为"三结之一"。在《灵枢·根结》中记载了三条阳经的结在头部，足太阳结于命门两目，足阳明结于颡大额角入发际头维两穴，足少阳结于两耳。由于"经络所过，主治所及"，因此针刺头皮线，可疏通局部经络气血，加强局部血流。且头部额侧为足少阳胆经循行分布之处，肝胆相表里，针之有平肝息风、清肝泻胆之功效，可鼓舞少阳生发之气机，故临床疗效较佳。

偏头痛患者多因情绪不畅，肝失疏泄，少阳枢机不利，风痰内蕴而上扰清窍为病。颞前线、颞后线均属足少阳胆经，肝胆互为表里，故针刺颞前线、颞后线可疏肝利胆、调和气机、祛风化痰、和络止痛、通关利窍。脑位于颅内，由精髓汇集而成，其功能作用的发挥有赖于气血津液的濡养。督脉通髓达脑，又与诸经交会，通过十四经气血灌注，将脏腑精气上输于脑，以奉养元神。因此，督脉具有统率、督促的作用，能总督诸阳，为阳脉之海，调节阴阳，为十二经之纲领及动力，体内脏腑通过足太阳膀胱经背俞穴受督脉经气的支配。《冯氏锦囊秘录》说："脑为元神之府，主持五神，以调节脏腑阴阳，四肢百骸之用。"

从西医学的角度来看，脑属于神经系统，人体器官、系统的功能活动均受神经系统支配，神经系统维持各器官活动的协调一致，使人体成为一个有机的统一体。可见，督脉与脑对人体的功能活动都有整体调节的作用。顶中线位于督脉，正好发挥其总督整体的作用。枕下旁线属足太阳膀胱经，能醒脑开窍、柔肝宁神，治疗后头痛疗效较好。《灵枢·经脉》曰："其支者，从巅至耳上角；其直者，从巅入络脑……"顶颞后斜线斜穿3条经脉，自督脉的百会穴经足太阳膀胱经到胆经的曲鬓穴，其下2/5主治头面部感觉异常，能疏调经筋、濡养筋脉，加强调节全身气血、阴阳、脏腑的功能，而使止痛更佳，疗效更持久。诸条头穴线合用，标本兼顾，改善头痛症状。此外，额顶带、额旁带延长带头皮针疗法在缓解偏头痛患者精神心理症状上的疗效较为明显，推测是由于大脑皮层额前叶在头皮上的投影正好位于额顶带、额旁带延长带的刺激区内。根据最新的脑科学研究结果，额前叶与人类的工作记忆、抽象思维、智力、感情等都有很大的关系，尤其是左侧额前区的额上回和额中回，与人的情绪活动有很大的关系，该处脑细胞活动紊乱，人的情绪就会受到很大的影响。因此刺激上述区域就可以治疗焦虑、抑郁、记忆力减退、反应迟钝、反应亢进、感情淡漠、情绪不稳定及失眠等症状。

尽管额前叶与头皮之间有颅骨的阻隔，但是骨膜组织属于压力感受器，对压力的变化十分敏感，在治疗过程中所采用的小幅度提插手法，对骨膜的刺激量较大，能够产生一种"冲击波"样的作用透过骨膜刺激额前叶，改善额前叶的局部病理状态，发挥治疗作用，进而缓解偏头痛患者普遍伴有的焦虑、抑郁等心理症状。偏头痛的发病机理中最根本的一点是在缓解期大脑皮质神经元的兴奋性增高，大脑皮质在这种病理状态下再受到有害性刺激则会触发。从生物电的角度观察，头皮刺激区是皮肤的电活动点，导电量比其他部位高，针刺头皮时，可以使生物损伤的电位变化通过神经传入纤维，经脊髓、脊髓丘脑束、脊髓后束达到大脑皮质，对皮质产生电紧张作用，影响皮质的功能状态，促进皮质出现调节性平衡。此外，头颅是一个容积导体，头皮针在治疗中所产生的生物电可以通过容积导体直接作用于偏头痛患者的大脑皮质，调整皮质的局部病理状态，进而降低偏头痛的触发概率，而触发正是偏头痛先兆症状的原因所在。

第三节　耳针治疗头痛与偏头痛的疗效特点与规律

耳针疗法是以十二经脉和奇经八脉与耳部发生直接联系为理论基础的疗法。有研究表明，耳针可明显提高痛阈，调整相应器官的功能，镇痛效果有效率达90%以上。耳针还可有效抑制患者的焦虑状态，这与耳针可以刺激降低血浆5-羟色胺的浓度有关。耳针治疗偏头痛具有痛苦小、见效快、疗程短、止痛效果好等特点。

中医学认为，头痛多由风邪外袭、胃中积热、肝胆郁火、肾阴亏耗、肝阳上亢、痰湿中阻等所致。按头痛部位有阳明经、少阳经、太阳经、厥阴经头痛之分。临床应用神门、皮质下、枕穴，三穴互配有较强的镇静止痛、调整大脑皮质兴奋与抑制的作用；交感穴调节自主神经，缓解血管痉挛；肝、胃穴可清泻肝、胃郁热；心、脾穴为补血行血；肾穴补益脑髓，调整大脑功能；肺穴补气行血；额、枕、颞为相应部位取穴，镇静止痛，调整头部功能，从而达到治疗疾病的目的。

一、耳与经络的关系

耳与经络有着极为密切的关系。早在《阴阳十一脉灸经》就载有"耳脉"，《黄帝内经》将"耳脉"发展成了手少阳三焦经，并且对耳与经脉、经别、经筋的关系都有较详细的记载。如《灵枢·邪气脏腑病形》记载："十二经脉，三百六十五络，其气血皆上于面而走空窍……其别气走于耳而为听。"

《灵枢·经脉》记载："小肠手太阳之脉……其支者，从缺盆循颈上颊，至目锐眦，却入耳中。""三焦手少阳之脉……其支者……上项，系耳后直上，出耳上角……其支者，从耳后入耳中，出走耳前……""胆足少阳之脉，起于目锐眦，上抵头角，下耳后……其支者，从耳后入耳中，出走耳前……""胃足阳明之脉……上耳前……""膀胱足太阳之脉……其支者，从巅至耳上角……""手阳明之别……入耳合于宗脉。"《灵枢·经筋》记载"足阳明之筋……其支者，从颊结于耳前。""手太阳之筋……其支者，入耳中；直者，出耳上……""手少阳之筋……其支者……循耳前……"根据《灵枢》的记载，循行耳区的经脉与手足三阳经的关系最为密切，六条阴经虽不直接入耳，但都通过经别与阳经相合，十二经脉都直接或间接上达于耳。正如《灵枢·口问》所云："耳者，宗脉之所聚也。"

二、耳与脏腑的关系

五脏与耳均存在生理上的联系，《证治准绳》记载："心在窍为舌，以舌非孔窍；故寄窍于耳，则是肾为耳窍之主，心为耳窍之客。"《厘正按摩要术》中提出了耳背分属五脏的理论。《素问·金匮真言论》曰："南方赤色，入通于心，开窍于耳，藏精于心。"《素问·脏气法时论》曰："肝病者……虚则……耳无所闻……气逆，则头痛，耳聋不聪。"又云："肺病者……虚则少气不能报息，耳聋嗌干。"《素问·玉机真脏论》记载："脾……不及，则令人九窍不通。"《灵枢·脉度》曰："肾气通于耳，肾和则耳能闻五音矣。"说明耳在病理上也与脏腑有着密切关系。人体内脏或躯体发病时，常常在对应的耳穴位置出现敏感点、压痛点以及变色、变形等反应。

三、耳与偏头痛的关系

偏头痛疼痛部位主要为手、足少阳经循行部位。上文已论及耳与经脉的密切联系，因此，耳在诊治偏头痛中起着十分重要的作用。现代研究表明，当机体脏腑功能失调，经络痹阻后，在相应的耳穴上便会出现各种阳性反应点，其中以疼痛、敏感、电阻低、导电量高为主。从神经生理学的观点看，耳穴是能产生针感的感受装置比较密集的部位。耳穴是信息的接收站，又是输出站，而经络、神经、体液等是信息的通路。因此可以通过耳穴阳性反应点的变化，分析、判断疾病的部位及性质，并可通过多种方法，刺激耳穴治疗疾病。

四、耳穴处方选穴依据

治疗偏头痛，耳穴穴位出现频率由高到低依次为神门、皮质下、肝、胆、枕、颞、额、交感等。枕具有良好的镇静作用，可用于止痛、止吐、安神等，主治后头痛。交感具有调节自主神经功能的作用，并能调节血管舒缩功能。颞具有镇静止痛的作用，主治偏头痛和双太阳穴、双颞侧头痛，偏头痛的疼痛多发于此部，故取耳穴颞，此属相应部位取穴。额是健脑要穴，且具有镇痛作用，用于治疗各种原因所致的前头痛。按中医基础理论，头之侧部属足少阳经，故选取肝穴，疏通肝胆经气，通络止痛。神门、皮质下属按西医学理论取穴，综合近年耳穴治疗偏头痛的文献报道，神门穴具有镇痛镇静作用，为止痛要穴，皮质下可以调节大脑皮层的兴奋与抑制程度。诸穴合用，共奏通经活络、解痉止痛、镇静安神之功。

五、耳针疗法的选择

1.耳针刺法

一般情况下，临床上用耳穴治疗疼痛性疾病时，多先在相关的耳穴上寻找压痛点或敏感点，然后采用毫针直刺或埋藏耳针或贴压等方法进行治疗，这些方法对于大多数疼痛性疾病都有良好的止痛效果。当有些患者疼痛症状十分明显，但在耳穴上却难以找到明显压痛点或敏感点时，可在疼痛相应部位采用沿皮透刺法，一针贯穿整个穴区，往往能收到良好疗效。耳穴在耳郭上不仅是一个点，更是有一定范围的穴区，而且现代解剖学证实，耳郭皮下分布着丰富的神经、血管与淋巴管，在贴近软骨的皮下组织中，循行有较粗的神经与血管分支，所以在皮肤与软骨之间进行沿皮透刺，一方面可以贯穿整个穴区，扩大针刺范围，另一方面可以增强刺激强度。与耳穴直刺或单纯埋针法的点状刺激法相比，沿皮透刺法具有刺激范围广、强度大的特点，这是保证沿皮透刺法疗效的重要因素之一。

2.耳穴贴压法

耳穴贴压法是将药物、磁珠等圆形物质贴敷在耳穴部位以达到治病目的的一种疗法。耳穴是耳郭与人体脏腑经络、组织、器官、头面四肢躯干相互沟通的部位。当人体发病时，往往会在耳郭的相应部位出现压痛等反应，这些反应点可以作为治疗疾病的刺激部位，因此，在临床上应用各种方法刺激这些相应的穴位或反应点，即可获取治疗效果。耳穴贴压法治疗经行头痛，其作用主要体现在两个方面，一是头痛发作时应用耳穴贴压法可发挥疏通经络，调和气血、镇静止痛之效；二是经前调理应用耳穴贴压法治疗可起到调理冲任、调整内分泌、调节脏腑功能的作用，这对于治疗本病起到了标本兼治的作用。

3.耳穴刺络法

耳背为正立人像的缩影，上1/3为人体头部。临床观察偏头痛患者，耳背上1/3处每每见到一条粗胀紫滞的血管，点刺此处，意在祛其瘀血，通其经络，"通则不痛"，故对偏头痛患者有立竿见影的效果。耳尖放血属于中医学的刺络放血范畴，早在2000多年前的《黄帝内经》中就有大量论述，如《素问·气穴论》指出："孙络……以溢奇邪，以通荣卫，荣卫稽留，卫散荣溢，气竭血著，外为发热，内为少气，疾泻无怠，以通荣卫，见而泻之，无问所会。"明代张介宾《类经》曰："手足三阴三阳之脉皆入耳中……血气皆上于面而走空窍。"说明耳穴跟人体各部位经脉气血皆有密切关系。根据"经脉所过，主治所及"的治疗原则，刺激耳穴可以治疗各经头痛，且可以调整阴阳、脏腑而达到阴平阳秘、脏腑和调的状态。

六、耳穴镇痛机制

耳郭的神经支配非常丰富，有来自脑神经的三叉神经、面神经、舌咽神经、迷走神经的分支，有来自脊神经颈丛的耳大神经和枕小神经，以及随着颈外动脉而来的交感神经。耳穴是各个解剖器官的投射区。每个穴位通过全息反射机制与其相对应的器官相联系，所以治疗偏头痛应选择头痛部位的反射区进行耳针治疗。例如颞区、枕区、眼区、胃区，加上调节中枢神经系统和内分泌系统的穴位，例如脑、皮质下、卵巢。吴连方等认为耳针可以激活体内镇痛系统，使外周血中皮质醇稳定，强啡肽和β-内啡肽含量升高，并能提高机体痛阈，抑制交感神经活动和对疼痛的应激反应。刺激耳穴可使体内内啡肽含量明显升高，从而起到镇痛作用。单秋华等认为耳针能有效地提高血清中β-内啡肽含量，并通过调节中枢神经递质的分泌起到镇痛作用。

第四节 腹针治疗头痛与偏头痛的疗效特点与规律

腹针疗法是在薄智云教授反复临证经验积累的基础上，继承中国传统针灸学并结合西医学，总结整理出的新型微针针刺治疗方法。其是在神阙布气理论的指导下形成的一套腹部全息治疗方法，通过毫针刺激腹部上腧穴来治疗全身性、慢性疾病。"腹部深如井"，由于腹部解剖结构复杂，有多层组织结构的保护，普通的针刺深度甚至深刺也不会造成脏器的伤害。腹针的治疗范围在临床实践与探讨的过程中已经进一步拓展，在偏头痛的领域上目前已有一定数量的文献报道证实腹针的治疗作用。然而这些文献重点强调腹针治疗偏头痛急性期的疗效，仅有少数提及腹针对偏头痛的预防治疗作用。

　　薄智云教授所创的腹针疗法将人的身体微缩投射在前腹壁浅层上，以脐为整个经络调控系统的核心。薄教授建立了神阙布气论，即是强调以脐（又称神阙穴）为中轴心的全息系统，是人体全面调控的高级中枢系统，与西医学的脑高级神经系统控制有相同的地位。经过大量的临床反复研究发现，人体的前腹壁存在一个全息影像，其投影范围与龟的轮廓相似，薄智云教授故将该腹部全息系统称为神龟生物全息影像。神龟的颈部从两侧的商曲穴伸出，其头部位于中脘穴上下，尾部范围从两侧气旁穴处向下延伸，终于关元穴附近。神龟前肢分别由两侧滑肉门穴引出，代表肩关节部位，在上风湿点处屈曲代表肘关节，并止于上风湿外点。其后肢由外陵穴向外延伸，止于下风湿下点。当腹针浅刺，刺激的是前腹壁上的组织成分，调节了全息系统在体表的反射区，可缓头痛之急，用于治疗人体对应部位的疾病；中刺腹部穴位，影响的是经过腹部的各条经脉，可调节经脉的病变；而深刺腹部穴位，则是通过调节内脏系统，改善脏腑功能，维持内环境的稳定，起到治疗全身性疾病的作用。

　　中医认为头为"诸阳之会""清阳之腑"，髓海之所在。五脏之精华，六腑之清阳皆上注于头。头痛的发生与六淫之邪外侵，上犯头面，气血逆乱，瘀阻经脉，脑失濡养相关。参照《腹针无痛治百病》治疗偏头痛的处方而选取腹针治疗穴位。主穴为"引气归元"，由中脘、下脘、气海、关元构成。中脘、下脘二穴属中焦，中脘穴为胃之募穴，与脾经相表里，下脘穴乃任脉与足太阴脾经之交会穴，且任脉与督脉在头部相接，督脉为阳脉之海，手足三阳皆汇于头部，故针刺中脘、下脘有调理脾胃，调节全身气血运行，调畅气机之功效。又中脘穴居腹部八廓中的离位，离为天，全息系统中代表头部，腹部下二穴气海、关元居腹部八廓定位中的坎位，为水，主肾与膀胱，取二穴意在补肾气，固肾元。四穴齐用，共奏养先天，畅调后天之功。根据病程的长短，"引气归元"予以不同的针刺深度。偏头痛病程短者，取天部便可，日久者需深刺到地部。取患侧商曲穴意在取神龟的颈项部，对应人体颈项。项为阳经汇集上脑，气血上行濡养头部的枢纽，偏头痛者经脉不通则痛，故取商曲穴疏通经脉，缓解头痛症状。中脘上或旁穴在全息系统中代表头部，根据头痛的部位取患侧的中脘上或旁穴治疗同侧的头痛。石关穴位置在下脘穴上1寸旁开0.5寸处，在神龟的头部范围内，亦主治该偏侧的头部疼痛。上文提及诸穴，刺之天部，致力于取其神龟全息之意。滑肉门穴处于在腹部八廓的巽廓，为木，效可疏肝气、举清阳，又因该穴属于腹四关，主治身体上部疾患。浅刺该穴可奏疏畅通调肝气、举清阳、醒神之功，更使肝、脾、肾脏得到调理而头痛渐愈。腹针虽取穴精简，腧穴的配合和处方的用意值得深入研究。该腹针处方不仅运用了全息作用缓解疼痛、调整经脉气血，同时能起到补益脏腑之效。

在长期的针刺过程中，腹针体现的经脉、穴位的疲劳性相对不明显。国外汉方学者通过研究发现经脉存在疲劳性与刺激次数、信息通路管道的管径大小和传递路程长短密切相关的现象。如耳穴在受到长期刺激后，局部的经脉和穴位会处于疲劳状态。主要取决于两个因素，一是经脉管径，狭小的经脉管径易出现能量信息超量承载；二是穴位与治疗靶点的距离，远程距离会相对降低灵敏度、有效率。相对而言，腹部区域承载的脏器经脉、特定穴数量多，信息通路丰富、数量充足。相对于传统针刺取足临泣等手足腧穴调少阳之气而言，直接刺激腹部腧穴调整脏腑虚实，治疗信息传递路程短而快捷，因此治疗效应更为明显、更为持久。

针刺头穴虽直达病所，但痛感较明显，部分偏头痛患者发作期间还伴有头皮痛觉过敏或痛阈较低的情况，临床时见有些患者即使针刺效佳，亦因惧针而症减即停，不利于巩固疗效、预防复发。腹针基本无痛，针眼偶有出血亦较轻微，无晕针、无滞针、安全性好，即使治疗次数稍多，患者对腹针治疗的依从性仍较好。

第五节 电针治疗头痛与偏头痛的疗效特点与规律

一、电针治疗头痛与偏头痛的疗效特点

电针以其刺激持续、操作可控性强而被广泛采用。方教授长期从事电针镇

痛研究，他认为不同频率的电针能够产生不同程度的内源性阿片肽，从而起到镇痛的作用。2Hz的电针能够引起脑啡肽、内啡肽、内吗啡肽的释放，起到长效镇痛作用；100Hz的电针能够引起强啡肽的释放，从而达到短期而有效的镇痛作用；2/100Hz（2Hz与100Hz交替出现的疏密波）的电针能够释放以上4种阿片肽，产生持续性的镇痛作用。因此，方教授强调临床上只有合理运用不同频率的电针，才能达到理想的效果。对于电针治疗偏头痛，应该遵循"急则治其标，缓则治其本"的原则。当患者处于急性发作期，先以100Hz电针治疗30分钟，缓解疼痛后频率改为2/100Hz，以达到长效的镇痛效果；若处于缓解期，电针参数为2/100Hz，持续30分钟，以维持镇痛的长效性和稳定性。

电针镇痛的最适宜参数，目前所得到比较一致的研究结论如下。①强度：一般以能引起明显肌肉收缩而患者无明显不适的中等强度为宜，由于患者对电刺激会产生耐受，因此每隔一定时间应适当加大刺激量；②频率：以100Hz镇痛效果最好，10Hz以下和20000Hz以上的效果普遍较差；③波型：波型性质以脉冲波明显好于正弦波和方波，波型组合以疏密波效果较好，其针感清晰可辨，不易产生耐受；④时间：以诱导30分钟左右为宜。

电针治疗急性偏头痛，不论选取少阳经穴还是非经非穴，均具有即时镇痛作用和镇痛时效性。针刺非经非穴和针刺少阳经穴均在5分钟内发挥镇痛作用，且镇痛效应均持续8小时以上；镇痛起效后，随着时间的推移镇痛作用均逐渐增强，针刺非经非穴后2小时镇痛效应最强，针刺少阳经穴后4小时镇痛效应最强；针刺非经非穴和针刺少阳经穴镇痛效应达峰值后镇痛作用均逐渐减弱；针刺非经非穴较针刺少阳经穴，镇痛起效迅速，更早达镇痛效应峰值；而针刺少阳经穴较针刺非经非穴，镇痛作用更强且持久。

二、电针治疗颈源性头痛的疗效特点

颈源性头痛以往命名较多，如肌紧张性头痛、颈性偏头痛、枕神经痛等，近来才被国际头痛协会所公认。其临床多表现为枕部、耳后部、耳下部初起有闷胀或酸痛感，后渐渐出现疼痛，可扩散至前额、颞部、顶部、颈部或全头皆痛。历代大多数医家治疗本病以阳经穴为主，强调手足太阳经筋的病损与疾病发生有关。因此，选用颈项交接处阿是穴、风池穴，以疏通经络，并通过针法及电针增强针感以缓解痉挛、松解黏连、活血止痛。太阳穴为经外奇穴，位于目外眦后1寸，为少阳经筋循行之处，主治偏正头痛。以上穴位同用，使上下经脉气血流畅，加强周围组织的血液循环，促进炎症、水肿的吸收，加速损伤组织的修复。另一方面，用常规手法行针刺，虽有一定的止痛效果，但电针可以在较长时间内保持同一波形、同一强度、同一频率，刺激量大，对调节神经系统，促进血液循环，消除炎症、水肿的效果更好。从既往临床实践中笔者发现，颈源性头痛复发率高，为此在患者阳性点电针治疗后，根据颈源性头痛的病理特点加用自主运动操，主要通过屈伸、旋转等拉伸运动来使颈部失调的内平衡恢复正常，可以不同程度地舒张、松弛颈背部肌肉韧带的痉挛与强直性收缩，增强颈、肩部肌肉的协调性，降低肌肉张力，减轻对神经血管的挤压，使疼痛得到控制。同时，通过椎体之间的旋转屈伸运动以及韧带、肌肉的拉伸，可以尽可能地纠正紊乱的小关节和偏歪棘突，改善狭窄椎间孔和椎间隙，帮助患者恢复颈椎生理弧度，从而有效解除颈部神经与椎动脉的痉挛、扭曲与压迫，改善局部血液循环，使致痛物质及代谢产物顺利排泄，消除与缓解头痛症状。

三、电针镇痛的机制

电针是以传统针灸为基础，在此基础上结合电刺激发展起来的一种新疗法。电针的电刺激量更客观且容易控制，也利于研究时使用。电针的实质还是针灸，只不过用电刺激代替了人为行针，目前研究发现的主要电针镇痛的机理如下。

1.神经机制

电针镇痛的外周机制针刺信号通过穴区深部的感受器及神经末梢传入中枢。针刺能兴奋的神经纤维主要为A类纤维，分为4类：α、β、δ、γ。低频电针将β和部分δ传入中枢后，再在脊髓节段整合来完成镇痛；高频电针通过利用脑内中缝大核痛负反馈调节机制来完成镇痛，与δ尤其γ关系密切。

电针镇痛的中枢机制针刺信号进入脊髓后，交叉到对侧脊髓腹外侧束上行，通过激活高位中枢发放下行抑制冲动来完成止痛作用。针刺信号以及伤害性刺激信号均能到达延髓内的巨细胞核，两种信号间可以相互作用，前者可以抑制后者感受神经单位，伤害性刺激引起的反应受到抑制，疼痛自然也就缓解。电针刺激穴位能够抑制丘脑内侧核群等处的伤害性感受神经纤维，阻止这类信息上传至大脑，从而达到镇痛目的。

2.神经化学机制

针刺镇痛是通过许多递质或调质共同作用完成的。针刺治疗时，患者体内会产生内源性阿片肽，其有很好的止痛效果。不同频率电针的镇痛机理也有所差别，低频电刺激时，内啡肽从脑内释出，同时大量脑啡肽从脊髓被释放出来，而高频电刺激时，大量强啡肽从脊髓释放。内啡肽起效部位是脑内，脑啡肽起效部位是脑和脊髓，强啡肽起效部位是脊髓。后两者间存在一定的强化作用。

针刺具有镇痛、调节体液成分、改变病理状态的作用。通过电针刺激，不仅能够加强以上作用，并且能够良性地调节大脑皮层功能活动，改善脑血管的舒张、收缩功能，促进脑部血液循环，使脑功能恢复正常。据文献研究，低频（2~10Hz）电刺激脑垂体释放的脑啡肽和β-内啡肽，作用于μ受体可达到较为缓慢持久的止痛作用；高频（50~100Hz）电针刺激脊髓释放的强啡肽，作用于K受体可产生即时镇痛的作用。

3.分子机制

（1）不同频率电针对中枢c-Fos表达的影响

低频电可以使下丘脑弓状核内Fos表达，而高频电可以使脑干臂旁核内Fos表达。所以虽然低、高频电均可有不错的止痛效果，但究其机制并不完全相同。

（2）不同频率电针对中枢3类阿片肽基因表达的影响

①2Hz电针比100Hz时更能促使前脑啡肽原的表达。②100Hz电针相较于2Hz更能促使前强啡肽原表达。③2Hz虽然仅可促使前脑啡肽原表达，但其作用范围大；100Hz电针主要作用于前强啡肽原表达，有时也对前脑啡肽的表达有一定促进作用，使脑内作用区域较小。④前阿黑皮素原mRNA不会因为2种频率的电针诱导而出现明显增长。电针的镇痛作用已被普遍认可，在适应范围方面电针基本和普通毫针刺法相同。不同波形的电针具有不同作用，波形主要分为疏密波、断续波和连续波，连续波的主要功效是治疗各种肌肉关节损伤、急慢性疼痛。不同频率的电针也会对镇痛效果产生一些影响，部分研究认为低频电针有"补虚"功能，而高频电针则对应"泻实"功效。

四、电针治疗偏头痛的疗效及安全性评价

电针治疗偏头痛的近期疗效是值得肯定的，能改善头痛发作的次数、头痛程度和减少头痛持续时间，能较好地改善患者的病情，减少患者的生活痛苦及就医的经济负担。临床研究详细描述了针刺治疗偏头痛的安全事件，电针无严重的不良反应，少数晕针、嗜睡的患者均可自行缓解，具有良好的安全性，可减少患者就医的不良事件发生。电针还能提高偏头痛的远期疗效，减少患者对药物的依赖性，同时改善患者的生活质量及心理健康。

　　电针不仅具有针刺的刺激量，还具有持久刺激的特点，这一优势使得电针成为临床使用频率较高的疗法之一。电针组和针刺组在选穴相同的情况下，治疗半年后随访结果显示，电针组总有效率为97.35%，针刺组总有效率为70%，药物组总有效率为67.7%，电针组疗效明显高于另外两组，差异有显著性。电针组治愈率为56.25%，针刺组治愈率为23.3%，药物组治愈率为19.35%，电针组治愈率明显高于另外两组，差异有显著性。电针组与针刺组均未出现不良反应，而药物组出现了明显的不良反应。药物组有3例患者出现晨起嗜睡，经适当提前服药后，症状消失；2例患者出现乏力，未予处理，5天后症状自行消失。电针组、针刺组、药物组3组治疗后头痛程度、头痛发作频率、持续时间均有明显改善，而电针组的疗效明显优于其他两组。

第六节　刺络放血治疗头痛与偏头痛的疗效特点与规律

　　刺络放血历史悠久，古称"刺血络"，亦称"放血疗法""刺络疗法"，最早见于《五十二病方》，《黄帝内经》中也多次阐述了刺络放血疗法，如《素问·离合真邪论》谓："疾出以去盛血，而复其真气……刺出其血，其病立已。"《灵枢·小针解》又说："宛陈则除之者，去血脉也。"《灵枢·官针》还指出："络刺者，刺小络之血脉也……以逐邪气而来血气。"《素问·血气形志》曰："凡治病必先去其血，乃去其所苦。"本疗法通过使用三棱针等针具刺破人体特定腧穴或附近浅表络脉，或挑破皮下纤维组织，放出一定量的血液，从而调和气血、祛瘀生新，达到通而不痛的效果。

　　头痛病因病机可分为虚实两端，其实者为肝阳上亢或痰浊内停、上扰清窍，或气血不通、脑络瘀阻；其虚者乃肝肾亏虚，气血不足，髓海失充，清阳不达所致。早在《灵枢·厥病》就有泻血治头痛的记载："厥头痛，头痛甚，耳前后脉涌有热，泻出其血。"叶天士在《临证指南医案》中提出了"久病入络"的理论，提出了"初病在经，久痛入络，以经主气，络主血""病久痛久则入血络""经年宿病，病必在络"等观点。"久痛入络"与疾病发展传变及络脉生理特点有关。络脉脉体细小，分支多，分布广，具有易疲、易滞、易虚的特点，极易成为痰浊、瘀血等邪气留聚的场所。因此，根据久病入络的理论，头痛，特别是慢性头痛常具有多疲乏、病程长、缠绵难愈、疼痛病位固定不移等临床特点，治疗上贵在通畅，重在祛邪，且祛邪务尽，故活血化瘀、祛风通络是刺络疗法治疗头痛的基本原理。

一、刺络放血疗法治疗头痛与偏头痛的疗效特点

刺络放血治疗头痛与偏头痛在减少疼痛发作次数、减轻疼痛程度方面具有显著疗效。

1.即刻疗效显著

临床中，一般实证或本虚标实证之头痛患者耳背络脉曲张明显，张力较大，触之较硬，多呈暗紫色，这与发病时患者血管压力升高有关。此时"放血"即"调压"。《灵枢·经脉》云："故诸刺络脉者，必刺其结上。"定位在络脉上较为突出的结络上，血量一般较多，甚至喷射而出，压力恢复正常则因压力升高而出现的症状随之缓解。也就是说，刺络放血疗法利用"调压"理论治疗实证或本虚标实证之头痛效果显著。患者在放血后1~2分钟即感觉症状减轻，配合头部、远部辨证取穴针刺，延时疗效好。放血治标，针刺治本，多法并施，标本兼治，以固疗效。

2.刺络放血不拘辨证

临床发现除实证、虚实夹杂证外，有些慢性头痛患者，病程日久，迁延不愈，瘀久不通。观之耳背络脉一般曲张不明显，触之较软，颜色紫或淡紫，此时刺络放血对于缓解头部压力、清利关窍亦有效。因此头痛无论寒热虚实，凡瘀血阻滞、经络不通者，均可采用刺络放血疗法。《灵枢·经脉》也有记载："故刺诸络脉者……其血者，虽无结，急取之以泻其邪出其血。"

3."清上""开宣"为要

中医学认为头痛之病因病机不外于外感、内伤两大类，头面以冲气为摄，阴气为本，动气为用。刘清国教授认为，冲气太过，责之肝胃，冲气不足，责之脾肾，清阳不升，浊阴不降，而致头痛。浊瘀于上，轻则动脉，重则扰神、摄窍（耳、目），故治疗头痛之法在于"清上""开宣"。刺络放血能够给邪以出路，升宣清气，清浊逐瘀，而后头痛则愈。

二、刺络放血疗法治疗头痛与偏头痛的规律

1.常用穴位

（1）大椎：大椎培补真阳，醒脑开窍，疏通气血，为治疗头脑诸疾之要穴。

大椎位于督脉之上，第7颈椎棘突下凹陷中，浅层解剖布有第8颈神经后支的内侧支和棘突间皮下静脉丛，深层有棘突间的椎外静脉丛和第8颈神经后支的分支。主治颈项强直、角弓反张、肩颈疼痛、头痛、癫痫等。督脉行于人体后正中线上，"腹为阴，背为阳"手足三阳经均行于人体背部，交会于大椎穴处，所以又有"大椎为诸阳之会"之称。

（2）印堂：属经外奇穴，位于面额部，两眉头连线的中点，关于此穴的记载最早可见于《素问·刺疟》，元代的《扁鹊神应针灸玉龙经》首次将此穴称为印堂穴。《素问·刺疟》："先头痛及重者，先刺头上两额两眉间出血。"《医学纲目》："头痛如石，印堂一分，沿皮透攒竹，先左后右，弹针出血。"印堂穴下布有额神经的重要分支滑车上神经，眼动脉的分支额动脉及伴行的静脉。在临床中，针刺印堂穴对头痛、失眠、抑郁等症状具有良好的疗效。现代研究证实，针刺印堂穴可以降低体内去甲肾上腺素的含量，有助于降低血压，恢复正常心率，同时还能有效缓解头痛患者常伴发的烦躁、头晕、失眠、焦虑、抑郁等不良症状。印堂穴放血能够起到良好的通经止痛、宁心安神的作用。

（3）太阳：太阳穴首见于《银海精微》，属于经外奇穴。足少阳胆经与手少阳三焦经均会经过太阳穴所在区域。太阳穴在头颞部，当眉梢与目外眦之间，向后约一横指的凹陷处，《针灸大成》阐明了其定位："太阳二穴在眉后陷中，太阳紫脉上。"因古人认为此处是人体太阳之部位，故得名太阳穴。历代有大量关于太阳穴治疗偏头痛的文献记载，如《太平圣惠方》："理风，赤眼头痛，目眩涩。"《奇效良方》云："治眼红肿及头痛，宜用三棱针出血。"《针灸集成》载太阳穴治疗"头风及偏头痛"，《针灸大成》："治眼红肿及头痛，用三棱针出血。"因头为诸阳之会，十二经脉之气血皆上注于脑，根据"菀陈则除之"的治则，故刺太阳穴具有活血化瘀、清利头目、明目止痛之功效。现代解剖发现，太阳穴在颞筋膜及颞肌中，其下分布有颞神经、面神经、下颌神经以及颞浅动、静脉的众多分支。有学者研究表明，针刺太阳穴放血可以改变位于此处血管壁或临近组织的感觉神经末梢的激惹状态，具有舒张血管、降低血液黏稠度、增加血流量、改变血流变异常等作用。

（4）阳白：足少阳胆经穴，足少阳胆经与阳维脉交会穴，位于前额部，瞳孔直上，眉上1寸。偏头痛的病因病机主要是肝失疏泄、气机失常、气血逆乱、络脉失养，由于偏头痛的发病位置常与足少阳胆经的循行一致，故历代医家在治疗上多循足少阳胆经取穴以疏肝利胆、通经和络、调理气机。《针灸甲乙经》：

"头目瞳子痛，不可以视，挟项强急不可以顾，阳白主之。"《类经图翼》载："头痛，目昏多移，背寒栗，重衣不得温。"西医学认为，大脑额前叶与人类的工作学习、记忆、智力、抽象思维、情感等都有很大的关系，尤其是左侧额前区的额上回和额中回的一个三角形区域，称之为忧虑区。而阳白穴正好位于此区域在头部表面的投影区域内，因此刺激阳白穴可有效地缓解偏头痛带来的情绪异常症状。

（5）太冲：太冲穴出自《灵枢·本输》，是足厥阴肝经的原穴、输穴。《素问·阴阳离合论》："肾脉与冲脉合而盛火，故名太冲。"《针灸大成》："冲脉者，十二经脉之海，能调节十二经脉、五脏六腑之气血；肾者，元阴元阳之根、脏腑阴阳之本。"所以"太冲……动脉知生死"。《灵枢·经脉》："肝足厥阴之脉……上出额，与督脉会于巅。"肝脑相通，故太冲穴具有平肝潜阳、调理气血的作用，可辅助百会平肝息风，增强缓解头痛的作用。现代解剖认为，其下浅层布有足背静脉网、足背内侧皮神经等，深层有腓深神经和第1趾背动、静脉。

（6）率谷：率谷穴出自《针灸甲乙经》，是足少阳胆经与足太阳膀胱经的交会穴，《图翼》："主治脑病，两头角痛，胃膈寒痰，烦闷呕吐，酒后皮风肤肿。"说明率谷穴具有祛风清热、清利头目、镇静安神的作用。本穴位于头侧部，为足少阳胆经和足太阳膀胱经之交会穴，而少阳主半表半里，主调和，太阳主表主开，故刺之能疏调少阳、太阳之经气，外散风热，内利胸膈，从而治疗偏头痛。现代解剖认为，其下布有耳神经和枕大神经会合支及颞浅动、静脉顶支。

（7）阳陵泉：足少阳胆经上经额角，下耳后，行头之侧。张介宾言阳陵泉"主骨所生病者头痛……"阳陵泉是足少阳胆经的合穴，故善治本经病偏头痛。

（8）委中：委中穴为足太阳膀胱经的合穴。朱凤琴等采用刺委中穴放血治疗血管性头痛，取其"经脉所至，主治所及"的远治作用。其操作方法为选取穴位后，给予局部消毒，采用三棱针点刺放出血液后配以拔罐。人体是一个统一的整体，通过该操作放出恶血，调节经脉气血的运行，使气血调和，经脉通利，"通则不痛"。

（9）膈俞：膈俞穴出自《灵枢·背腧》。《针灸甲乙经》："第七椎下，两旁各一寸五分。"膈俞穴位于第7胸椎棘突下，督脉（至阳）旁开1.5寸处，属足太阳膀胱经。膈俞穴为八脉交会穴之一的"血会"，又是主治虚劳积损的"四花穴"之一，有补血止血、宽胸降逆之功，临床应用非常广泛。《针灸甲乙经》："凄凄振寒……膈俞主之。"《备急千金要方》："心痛如锥刀刺……身当湿不能食。"《外台秘要》："（膈俞）主痉，大风汗出癫狂。"《医学入门》："膈俞主胸胁心痛……"《类经图翼》："此血会也，诸血病者……藏毒便血不止。"《医宗金鉴》："胸胁疼痛……更治一切失血症。"《备急千金要方》："膈俞主……少气不得卧，支满。"综上所述，在古代文献中，膈俞穴可治多种疾病，主要用来治疗各种与血有关的疾病。

（10）阳辅：阳辅穴为足少阳胆经的经穴。李杲《东垣十书》："足少阳胆经之脉，起于目锐眦，上抵头角，病头角额痛……如头半边痛者，先取手少阳阳明，后取足少阳阳明，此偏头痛也。"张从正《儒门事亲》曰："……额角上痛，俗呼为偏头痛者，是少阳经也。"《景岳全书》曰："又足少阳胆之脉，起于目锐眦，上抵头角，病则头角额痛……如头半寒痛者，先取手少阳、阳明，后取足少阳、阳明，此偏头痛也。"《吴鞠通医案头痛》记载"偏头痛系少阳胆络病。"现代研究证实，针刺阳辅穴可以导致颅内脑血流动力学的改变，引起大脑血流速度的增快而阻抗指数降低，从而导致血流量增加。

（11）内迎香：针刺本穴可起到清热解毒、消肿通络、泄热镇痉、醒神开窍之功效。内迎香为经外奇穴，《神应针灸玉龙经》记载："心血炎上两眼红，好将芦叶搐鼻中；若还血出真为美，目内清凉显妙功。内迎香在鼻孔内，用芦叶或箸叶作卷搐之，血出为好，应合谷穴。"《针灸大成》记载："鼻内迎香在鼻孔中，治目热暴痛，用芦管子搐出血最效。"内迎香位于中鼻甲处，此处血管深入脑内蝶鞍部，连于脑室，在此处放血，可起到降低颅内压、改变脑血流速度、改善脑内神经递质及脑内血管紧张素等作用。

（12）耳尖：在全息理论中，耳背为正立人像的缩影，上为人体的头部，耳尖穴对应头部的位置，故它对头部的疾病有较好的治疗作用。跟耳穴其他放血部位相比，耳尖穴更易定位和操作，疼痛也相对较轻，故耳尖穴放血比其他耳穴使用更为广泛。

（13）耳背：临床观察到偏头痛患者耳背上1/3处常有一条粗胀紫滞的血管，点刺此处意在祛其瘀血、通其经络，"通则不痛"，故对偏头痛患者有立竿见影的效果。在全息理论中，耳背为正立人像的缩影，上1/3为人体的头部。此外，治疗头痛的奇穴颈感（位于耳后上沟中央）、头痛1（位于耳后三角窝后隆起上部的突起处）、头痛2（位于耳后三角窝后隆起的外下方）、头痛3（位于耳后三角窝后隆起的外下方）均位于耳背上1/3处。故用耳背静脉放血治疗无先兆偏头痛时取耳背上1/3的血管。

（14）阿是穴：阿是之称见于唐代《备急千金要方》中："有阿是之法，言人有病痛，即令捏掐其上，若果当其处，不问孔穴，即得便快或痛处，即云阿是，灸刺皆验，故曰阿是穴也。"因其没有固定的部位，故《扁鹊神应针灸玉龙经》称"不定穴"，《医学纲目》称"天应穴"。其名虽异，而其义皆同。溯本求源乃始自《黄帝内经》所言之"以痛为腧"。这类腧穴既无具体名称，也无固定部位，而是以痛处为穴，可直接进行针刺或艾灸。《灵枢·五邪》曰："以手疾按之，快然乃刺之。"《素问·缪刺论》曰："疾按之应手如痛。"《素问·骨空论》曰："切之坚痛如筋者灸之。"说明或痛，或快，或有特殊感应之处，都有阿是之意。近代又称"压痛点""敏感点"。

2.治疗方法

由于病变部位、治疗部位的不同，刺血方法亦存在差异。如耳尖由于皮薄肉少，只能行点刺法；在表面动、静脉显露的部位，可行泻血法；为加强疗效，在肌肉丰富的部位施行刺络拔罐等。

（1）操作：刺络法可以分为点刺、丛刺、挑刺。点刺法在临床上运用较多，可分为速刺和缓刺两种。速刺即对准放血处迅速刺入，深度为1.5~3mm，之后迅速退出，能够放出少量黏液和血液；缓刺即缓慢地刺入静脉1~2mm，然后缓慢退出，可放出少量血液，多用于头面部、肘窝、腘窝等处放血。在使用点刺法之前要先在患者针刺部位推按，使瘀血集聚，医者右手食指和拇指拿针，中指紧靠在针身下端，对准消毒部位的穴位迅速刺1~2分钟，然后轻轻挤压针孔周围后使血液能够流出，重症患者可流出数十滴血液，然后用消毒棉球按压针孔，并通过止血带放松。丛刺是用集束针在指定部位作叩刺，刺入浅但刺数多，在有血珠渗出后为最佳刺入状态，可以配合拔罐疗法进行使用，对扭挫伤、皮肤病、脱发具有良好的治疗效果。挑刺是在针刺入静脉和皮肤后倾斜针身，挑破皮肤或静脉放出黏液和血液。在耳背静脉处挑刺放血，效果较好。

（2）注意事项

刺络放血临床操作中，首先要根据患者病情来决定出血量的多少，讲求中病即止，不可过度或不及；还要考虑到患者的体质强弱、年龄、精神状况、季节和病情轻重等具体因素。《素问·刺疟》曰："瘦者浅刺少出血，肥者深刺多出血。"意为体质壮实者放血稍多，体质虚弱者放血宜少。对于季节禁忌，《黄帝内经》中也有描述，《素问·诊要经终论》曰："故春刺散俞，及与分理，血出而止……夏刺络俞，见血而止……秋刺皮肤，循理，上下同法，神变而止；冬刺俞窍于分理，甚者直下，间者散下。春夏秋冬，各有所刺，法其所在。"许金水认为刺络放血作为一种刺激疗法，出血量的多少是决定疗效的主要因素，要依据人体功能状态决定出血量。

值得一提的是，《儒门事亲》中曾指出："少阳经乃少血多气之经也，不宜出血，血少故也。"其据《黄帝内经》中"目得血而能视者"的说法，认为在治疗目疾头风诸证时，刺太阳、阳明出血，则目愈明；刺少阳出血，则目愈昏。但张从正认为，刺络放血是基于"实者宜决之"的治疗原则，虚者补之，实者泻之。因此在临床应用刺络放血疗法时，对于血虚的患者及少阳经并非都是禁刺络放血，首先应详察经络气血之多少，分辨疾病之虚实，在操作时让患者取相对舒适的平卧位，血虚的患者出血量以微微出血即可，不可过多出血，以既能泻血中之邪，使血恢复正常的运载、濡养等功能，又令气血通畅、新血生发为目的。这与"出血乃所以养血也"的观点相一致。

刺络放血疗法疗效显著，特别是对于治疗血管性头痛效果尤为明显，具有即刻镇痛效果好，操作简单，无副作用的优势。目前在临床上除单独采用本法外还常常与针刺、耳穴、中药、拔罐等治疗手段结合应用，以进一步提高疗效。但本疗法的科学研究并不够深入，操作的规范性等还有待完善，刺络放血的量效、时效性研究还不够深入，还需同道加倍努力去探索。

三、刺络放血疗法的作用机制

《内经》认为刺络放血疗法的治病机制在于疏通经络、调整阴阳、调和气血。《灵枢·口问》曰："夫百病之始生也，皆生于风雨寒暑，阴阳喜怒，饮食居处，大惊卒恐。则血气分离，阴阳破败，经络厥绝，脉道不通。"《素问·经脉别论》指出："经病者治其经，孙络病者治其孙络血，血病身有痛者治其经络。"《素问·血气形志》又指出："凡治病必先去其血。""病在脉，调之血；病在血，调之络"，"络病者，调之其孙血。"综上所述，刺血疗法的作用机制在于出恶血、通经脉、调血气，改变经络中气血运行不畅的病理变化，从而达到调整脏腑气血功能的作用。《素问·三部九候论》明确指出了刺血疗法的治疗原则："必先度其形之肥瘦，调其气之虚实，实则泻之，虚则补之。必先去其血脉而后调之，无问其病，以平为期。""血实宜决之""宛陈则除之者，出恶血也""血去则经络通"。刺络放血疗法具有调和气血、活血化瘀、解表泄热、消肿止痛、消风止痒、祛湿除痹、醒脑开窍、镇静安神等作用。

西医学研究认为，偏头痛的发作本身与血管的关系密切，刺络放血疗法之所以有较好的止痛效果，可能是通过以下几个机制实现治疗作用的。①刺络放血疗法刺破血管，通过对血管壁的损伤刺激，使血管中的活性物质得以释放，并同时使血液中的钙离子浓度发生改变，从而调节血管的舒张和收缩状态，防止血管痉挛。②通过局部出血，排出部分致痛物质，减少了其生成和堆积，改善局部血液循环障碍，恢复微环境的动态平衡。③在改善局部血液循环障碍的同时，能够使由血管内皮细胞、血细胞、肥大细胞、血管平滑肌细胞、组织细胞所产生和释放的各种超微量致痛物质及时降解、灭活和转运，从而阻断了痛觉冲动的产生这一环节，也就直接改变了神经末梢所处微环境的失衡，使疼痛冲动不能产生与传入。有研究认为，刺络放血疗法刺破机体血管而激发了人体的凝血系统，抗凝系统也同时启动。机体通过凝血与抗凝过程，重新调节血液系统的平衡。而在此过程中，由于酶原的反应和类组胺物质的释放，机体器官重新应激，增强了机体的应激和免疫能力。

现代研究表明，刺络放血疗法能够影响患者的血液流变学、神经肌肉、免疫防御功能、体温调节功能，通过神经—体液调节达到不同的治疗目的。近些年来，很多学者对刺络放血疗法进行大量研究后发现，刺络放血疗法对偏头痛有很好的镇痛作用。

一氧化氮能导致血管舒张，调节脑血管系统，可以参与机体的许多生理过程和生命活动，其与多种神经系统疾病有重大关系。一氧化氮可增加降钙素基因相关含量，而降钙素基因相关化在偏头痛的病理生理中发挥着重要的作用。姜磊等发现一氧化氮在偏头痛的痛觉传递中起着重要作用，其认为这可能是偏头痛中枢敏化产生和维持的重要因素。黄碧兰通过实验研究发现手十二井穴刺络放血可显著降低大脑中动脉栓塞模型大鼠缺血后脑组织一氧化氮含量、一氧化氮合酶活性，减轻自由基对脑组织的损伤，从而对大鼠局灶性脑缺血有保护作用。上述研究分别从不同方面提出了刺络放血疗法对偏头痛治疗作用的现代研究机制，可以部分解释刺络放血疗法在减少头痛发作次数、减轻疼痛程度方面的疗效。但是刺络放血疗法对偏头痛的治疗机制尚无定论，仍需进一步深入研究。

第七节 穴位注射治疗头痛与偏头痛的疗效特点与规律

穴位注射疗法，又称为封闭疗法、水针疗法，是指根据患者所患的疾病类型，选择相应的穴位及药物，将适量的药液注射进穴位，针刺和药物双重刺激经络腧穴，充分发挥穴位和药物对疾病与人体的综合效应，从而调整和改善机体功能与病变组织的病理状态。

一、穴位注射治疗头痛与偏头痛的疗效特点

穴位注射具有操作简单易行、临床疗效显著、成本低廉、见效快等优点，因此受到广大临床医生的喜爱。穴位注射在应用中医传统理论的基础上，依据经络腧穴理论，将针刺的机械作用、药物的药理作用以及腧穴的疏通与传导作用巧妙地结合起来，作用于机体，从而达到气血调和、治愈疾病的效果。

二、穴位注射治疗头痛与偏头痛的规律

1.常用穴位

在穴位注射治疗头痛与偏头痛中，出现频次较高的穴位依次是风池、太阳、百会、率谷、头维、阳陵泉，其他穴位使用频次相对较低，无明显特异性，因此不一一分析。

（1）风池：最早见于《灵枢·热病》。风为阳邪，其性轻扬，头顶之上，惟风可到。风池在颞颥后发际陷者中，足少阳、阳维之会，主中风偏枯，少阳头痛，乃风邪蓄积之所，故名风池。《针灸大成》中记载"头风头痛灸风池"，《针灸聚英》中有"少阳头痛，风寒伤上，邪从外入，治在风池"的记载。风池不仅是足少阳胆经上的腧穴，也是足少阳经与阳维脉的交会穴，具有祛风解表、健脑安神等功效，治疗内风、外风诸证。中医学认为，偏头痛的主要病因是肝经风火上扰引起头部气滞血瘀和气血亏虚，造成头部经络不通和经络失养，不通则痛，不荣则痛。从头面部解剖的角度而言，风池穴位于胸锁乳突肌上端与斜方肌上端之间的凹陷中，而穴两侧分布有枕大神经和枕小神经。长期的姿势不恰当导致颈2、颈3神经根部水肿粘连，这个部位恰为风池穴附近的肌肉，针刺风池穴可以起到调整颅内外血管舒缩的作用，有效地减少偏头痛的发作，从

而起到长期镇痛的效果。目前从对风池穴的研究中可以得出针刺风池穴能双向调节左右椎动脉供血，调节脑血管的供血。因此，在穴位注射治疗偏头痛的应用中，首选风池穴。

（2）太阳：为经外奇穴，位于头颞部，眉梢与目外眦之间，向后约一横指的凹陷中。头为精明之府，十二经气血皆上注于头，通过针刺太阳穴可以起到醒脑开窍、清利头目的功效，太阳穴在临床上常用于治疗头面诸病。《针灸集成》记载"太阳二穴：治头风及偏头痛，针出血。"《奇效良方》中有"太阳治眼睛红肿及头痛"的说法。手少阳三焦经、足少阳胆经和足阳明胃经的经脉走行临近太阳穴，其经气可弥散到太阳穴，同时手阳明大肠经、手太阳小肠经和手足少阳经筋结于太阳部，在穴位注射中其针头刺入太阳穴，可以起到清利头目、通络止痛的作用。从解剖角度看，太阳穴深层组织结构中有三叉神经的分支、颧颞神经、面神经颞支神经分布，还有丰富的血管，现代研究表明，针刺太阳穴可以对经颅多普勒超声指标的异常有明显的改善作用，针对偏头痛患者的血管痉挛起到纠正作用，从而调节脑血管的供血功能。因此，在穴位注射治疗偏头痛中，太阳穴常用来进行注射治疗，使用频率较高，既可单独使用，又可配合其他腧穴，均具有良好的临床效果。

（3）百会：位于前发际正中直上5寸处，当头正中，为手足太阳、足厥阴肝经和督脉之会，亦称三阳五会。百会具有醒脑开窍、升阳举陷、平肝息风、安神定志的功效，是治疗头面部头痛的主要穴位。《胜玉歌》中记载"头痛眩晕百会好。"《针灸甲乙经》中记载："顶上痛，风头痛，目如脱，不可左右顾，百会主之。"从解剖角度看，百会穴位于帽状腱膜中，有左右颞浅动、静脉吻合网，分布有枕大神经及额神经的分支。现代研究表明，针刺百会穴具有改善脑血液供应的功能，而且对大脑具有保护作用和抗抑郁功能，进而对神经系统的疾病具有治疗作用。穴位注射治疗偏头痛中，百会穴出现频次较高，一般作为配穴出现，不单独使用。

（4）率谷：为足少阳胆经的腧穴，同时是足少阳、足太阳之交会穴，是治疗偏头痛的常用穴。从解剖角度来看，率谷穴在顶骨和颞骨的缝合部颞肌中，分布有颞浅动、静脉顶支，有三叉神经第三支的耳颞神经和颈丛中的枕大神经吻合支。通过整理文献可以看出，率谷一般不单独使用，往往作为配穴出现，与太阳、风池、头维、百会配伍运用的概率较高。而且，率谷常常与其他穴位相互透刺，达到一穴两用的目的。如率谷透太阳穴，具有调节自主神经，影响神经递质的释放和代谢，改善血液循环，增强局部的血氧供应，改善脑组织的缺血缺氧状态，从而达到疏通经络气血、调和阴阳、扶正祛邪的作用，对偏头痛有良好的镇痛效果。

（5）头维：位于头侧额角部，入额角发际0.5寸，头正中线旁开4.5寸，为足阳明胃经的腧穴，是足阳明胃经、足少阳胆经、阳维脉的交会穴。《针灸甲乙经》中记载头维穴主治"寒热，头痛如破，目痛如脱，喘逆，烦满，呕吐，流汗，难言"，《针灸大成》中记载头维治疗"偏风，视物不明"，说明历代医家对于头维治疗头目疾病，有所共识。

（6）阳陵泉：位于小腿外侧，当腓骨头前下方凹陷中，别名筋会、阳之陵泉，最早记载于《灵枢·本输》："阳之陵泉，在膝外陷者中也，为合，伸而得之。"阳陵泉为足少阳胆经的合穴，胆的下合穴，《针灸大成》中记载"所入为合，合象水之归"，说明合穴是经气聚集的地方，"合治内府"，如果脏腑功能异常，常常会在合穴上表现出来，偏头痛的发病，与胆经联系密切。现代研究表明，针刺阳陵泉穴可以调节脑血流量，使脑血流量增加，脑血管阻力降低。选用阳陵泉穴进行注射，其安全系数较高且能有效改善脑供血，从而达到止痛的效果。

（7）风府：风府有疏风、开窍、通络的作用，属督脉，其经脉入脑上巅，根据"经络所过，主治所及"的原则，对风府进行穴位注射可治头部疾患。现代研究表明，血管神经性头痛因大脑皮质的部分功能抑制引起血管舒缩功能异常，但发生抑制的机制尚未阐明。研究表明针刺头皮某些特定部位，可对脑及身体其他部位的疾病有治疗作用。地西泮本身具有镇静作用，再联合穴位注射风府疗法其产生的良性刺激可能刺激深部延髓或枕大神经支，这是穴位注射风府止痛的作用基础。

（8）内关：位于前臂掌侧，腕横纹上2寸，掌长肌腱与桡侧腕屈肌腱之间。穴位注射内关有即刻止痛的作用，尤其是在头痛前趋期、先兆期和上升期。早已证实针刺内关具有即刻调整舒缩紊乱的脑血管功能。由于止痛效果是即刻发作的，所以此效果应该是通过神经机制产生的。内关穴区的传入神经主要是正中神经，其传入神经元所在的脊髓节段是C_6~T_1，这与支配头颅内外血管的交感神经所在的脊髓节段（T_1~T_2或C_8~T_1）相近。因此，通过此通路来调整处于异常状态的颅脑血管功能，可能是穴位注射内关穴即刻止痛的机制之一。

2.常用注射剂

经统计穴位注射治疗偏头痛文献数据显示，单一制剂的应用中，以当归注射液类使用最多，占单一制剂用药的23.68%，其次是维生素类和自体血，均占13.16%。两种制剂混合使用的有28篇文献，其中，一种中药制剂和一种西药制剂混合使用的占全部文献的42.86%，纯西药制剂混合使用的占43.86%，选用3种及3种以上制剂混合使用的文献较少，主要制剂如下。

西药制剂配比使用：①普鲁卡因、维生素B_1、地塞米松；②利多卡因、维生素B_6、维生素B_{12}、消旋山莨菪碱、复方利血平氨苯蝶啶、地塞米松；③普鲁卡因、维生素B_6、地塞米松；④氟美松磷酸钠注射液、山莨菪碱、维生素B_{12}；⑤利多卡因、布比卡因、泼尼松龙；⑥曲安奈德、利多卡因、维生素B_1；⑦维生素B_{12}、维生素B_1、盐酸利多卡因；⑧维生素B_1、维生素B_{12}、地塞米松；⑨利多卡因、维生素B_{12}、地塞米松；⑩利多卡因、布比卡因、强的松龙。

混合制剂：①利多卡因、当归注射液、维生素B_{12}；②复方当归注射液、香丹注射液、复方丹参注射液或川芎注射液、野木瓜注射液、维生素B_{12}；③维生素B_{12}、糜蛋白酶、地塞米松、消旋山莨菪碱、当归注射液、利多卡因；④川芎嗪、利多卡因、消旋山莨菪碱，⑤维生素B_{12}、利多卡因、当归注射液、地塞米松。由统计可以看出3种及3种以上制剂混合使用时，以应用西药为主；配合中药制剂和西药制剂混合配比使用，仍以维生素类和局麻药类混合使用为主。无单纯用中药制剂配比使用，可能因为中药制剂有效成分较多，混合使用后易发生反应，3种及3种以上混合使用，可能造成较大的副作用。

因维生素类、局麻药类、当归注射制剂类、川芎嗪注射液在穴位注射中使用的频次较高，因此重点分析这四类药物对于偏头痛的治疗效果。

（1）维生素类：此类注射液中应用于穴位注射的主要有维生素B_{12}，其次是维生素B_1、维生素B_6和维生素C。维生素B_{12}，又称钴胺素，是一种重要的生物活性物质，也是唯一含金属元素的维生素，在人体内不能合成。维生素B_{12}在人体内参与正常的造血功能，参与人体的细胞代谢，参与脂肪酸的合成和能量的生成，影响DNA的合成和调节，影响神经系统的有关功能。如果缺乏维生素B_{12}，会导致贫血、神经系统的疾病以及生育和生理缺陷。维生素B_1，又称为硫胺素，抗神经炎维生素，具有改善精神状态，维持神经组织、肌肉、心脏活动正常等作用。维生素C，又称抗坏血酸，是一种氧化剂，也是一种辅酶，具有参与神经递质合成的功能。维生素B_6，又称为吡哆素，对稳定脑细胞的功能具有重要的作用，脑细胞所需的相关胺化合物的合成，需要维生素B_6的参与。目前认为偏头痛的病因与血管扩张和神经源性炎症有关，而维生素类对于维持神经系统的正常有重要意义，因此应用维生素类进行穴位注射，可以将维生素的作用与中医的穴位效应相结合，进而治疗偏头痛。

（2）局麻药类：局部麻醉药，简称局麻药，是一类能在用药局部可逆性阻断感觉神经冲动发生与传递的药品。局麻药的主要作用是在人保持一定清醒的情况下，可逆地引起局部组织感觉消失。其作用仅局限于给药部位并随药物从给药部位扩散而迅速消失。穴位注射治疗偏头痛中，主要应用中效局麻药利多卡因，短效局麻药普鲁卡因和长效局麻药布比卡因。穴位注射使用局麻药，采用中西医结合的方法，将局麻药注射到穴位中，从而达到止痛消炎的效果。

（3）当归注射制剂类：该制剂类主要包括当归注射液、复方当归注射液、当归针等。其主要成分均为当归。当归性温，味辛、甘，具有补血活血、行气止痛的功效。西医学研究证实，当归具有抗菌、抗炎、抗血小板凝集、抗氧化等多种作用。当归注射液是穴位注射治疗偏头痛中选用的中药制剂中应用最多的一种药物，当归注射液是当归经水煮醇沉后的灭菌水溶液，含丁烯基呋内酯、藁本内酯等多种有效成分，而这两种成分主要具有抗炎镇痛的作用。复方当归注射液是在单用当归的基础上又加入川芎、红花，是此三味中药精制而成的灭菌水溶液。川芎善行头目，具有较强的活血止痛功效，而红花行散，具有祛瘀止痛的功效，三药合用可以起到较强的镇痛作用，进而达到治疗偏头痛的目的。穴位注射治疗偏头痛中，当归注射制剂类是首选，目前国内外对当归和当归注射液的研究较多，灭菌工艺较完善，用当归注射制剂类进行注射既能保证疗效，又相对安全。

（4）川芎嗪注射液：该注射液主要成分为川芎嗪，而川芎嗪是从中药川芎中提取的生物碱，是川芎的有效成分之一。现代研究证实，川芎嗪具有扩张血管、保护血管内皮细胞、抑制血小板聚集、防止血栓形成、改善脑缺血等作用。因此，穴位注射川芎嗪注射液，可以提高局部血流量，改善循环，从而使偏头痛得以缓解。

目前穴位注射临床用药以西药制剂为主，可能由于西药制剂在运用中的药理作用较为明确，有利于腧穴及其周围局部组织的吸收、转运和代谢，可达到更好的治疗效果。单方相对复方来说，单方制剂的应用明显多于复方制剂，可能是由于单方药物对疾病有更好的针对性治疗作用。西药制剂中，主要选用的是维生素类和局麻药类；中药制剂中，以当归注射液和川芎嗪注射液为主。

第八节　灸法治疗头痛与偏头痛的疗效特点与规律

灸法，古称灸焫。《说文解字》曰："灸，灼也，从火音灸，灸乃治病之法，以艾燃火，按而灼也。"可见，灸法是将艾绒点燃后放置于腧穴或病变部位，进行烧灼或熏熨，借其温热刺激及药物作用，达到温通气血、扶正祛邪、防治疾病目的的一种外治方法。

一、灸法治疗头痛与偏头痛的疗效特点

灸法自古以来受到历代医家的重视，早在马王堆帛书中的《足臂十一脉灸经》和《阴阳十一脉灸经》每条经脉的循行与病候之后就有记载"诸病此物者，皆灸……"的施治原则。《灵枢·官能》中提到："针所不为，灸之所宜。"《本草纲目》记载："艾，外用灸百病，壮元阳，通经脉，行气活血。"《本草备要》也记载："艾叶苦辛，性温，熟热，纯阳之性，能回垂绝之阳，通十二经，走三阴，理气血，逐寒湿……以之灸火，能透诸经而除百病。"现代研究也显示艾灸可以通过改善血液流变性，纠正血瘀时自由基的代谢紊乱，调节血管舒缩活动，抑制炎性细胞因子释放，增强机体免疫功能，改善微循环，调整体液因素和中枢神经递质水平，促进内环境的稳定等多环节、多靶点的整合作用，从而发挥活血化瘀、温阳散寒、抗炎消肿、扶正祛邪的功效。

灸法治疗头痛，主要运用以下3种方法。

1.艾灸

艾叶苦辛，性温，熟热，属纯阳之性。因其辛能发散，苦能泄热，温能行气活血，热能胜寒，又因其气味芳香，可升可降，善通诸经，启闭开窍，行血中之气、气中之滞，尤适用于各种寒证、湿证。内服药不易到达之处，艾灸往往可收奇效。艾灸治疗是通过局部的温热刺激，使局部皮肤充血，毛细血管扩张，增强局部的血液循环与淋巴循环，缓解和消除平滑肌痉挛，引起大脑皮质抑制性物质的扩散，降低神经系统的兴奋性，从而发挥镇静、镇痛作用。

隔物灸主要通过热传导和热辐射完成从间隔药物到穴位皮肤的传热过程。艾灸疗法的作用并不仅仅是药物作用和温热刺激的简单叠加，而是其相互作用、相互补充的结果。隔物灸常用的是隔附子饼灸、隔蒜灸等。隔附子饼灸结合了艾叶、附子二者的功效，再加上艾绒燃烧时的温热刺激和诸因素的综合作

用，可以温肾助阳、补益气血、调理脏腑、濡养脑络而止痛。附子辛温大热，行十二经脉，走而不守，外达皮毛而除表寒，内达脏腑而温冷痛，具有温阳益气、散寒止痛的功效。隔蒜灸法最早见于《肘后备急方》，后世医著中也多有论述。大蒜，辛温行散，有发散、化浊、拔毒、消肿止痛之功，两药并用发挥了艾灸活血疏风镇痛、大蒜解毒消肿止痛及通过温灸可化湿浊以疏通经络的功效。

2.热敏灸

热敏灸是基于热敏化腧穴热刺激以激发经气运行的一种新疗法。它利用艾热悬灸热敏态腧穴，来激发透热、扩热、传热、表面不热深部热、局部不热远部热等热敏灸感和经气传导，施以个体化的饱和灸量，以大幅度提高艾灸疗效。通过对腧穴实施的热敏灸具有很强的穿透力与传导性，它可以将艾条燃烧所产生的热量不断传入病灶部位，加快病灶部位血液流动速度。中医认为，此法可以激发头部经气，疏通经络，从而达到治疗效果。有研究认为，热敏灸的外在刺激可以激活中枢神经系统，降低炎症水平，加快机体中致痛物质的消散，阻止疼痛恶性循环，并有效缓解周围组织水肿，改善血液循环，缓解肌肉痉挛，从而缓解疼痛。

3.电热灸

电热灸是以电为热源的一种灸法。电热灸可调整患者脊柱及肌肉的内外环境，缓解肌肉痉挛，恢复肌肉弹性，进而减轻其对血管、神经过大的牵拉应力及异常卡压，辅助肌肉骨骼恢复正常的力平衡状态，解除对神经根的异常刺激。对颈部软组织有针对性的治疗，使颈部的软组织压痛、颈部活动度以及头痛的临床症状得到显著改善。从后期随访来看，电流的持续刺激及电热灸的温热效应增加了针灸的疗效，而且可使疗效保持更加持久。针刺以颈夹脊穴为主的穴组，是针对病因治疗，其针对性强，患者症状往往能得到迅速缓解，坚持治疗可收到长期而稳定的疗效。

二、灸法治疗头痛与偏头痛的选穴规律

取穴多用任脉、督脉、阳明经穴位，选用风池、百会、太阳、合谷、头维、颈夹脊、囟会、丰隆、足三里、涌泉等穴，以上下远近配穴为主。风池为足少阳胆经与阳维脉的交会穴，为祛风第一要穴，功善祛风活血、通络止痛；百会可以升举阳气、疏通头部经络气血；太阳属于经外奇穴，在解剖位置上是

"三叉神经"和"睫状神经节"汇集之处，有清肝明目、通络止痛的作用；合谷善治头面，疏风止痛；头维是足阳明胃经与足少阳胆经、阳维脉之交会穴，具有祛风明目、通络止痛的作用。热敏灸颈夹脊穴，属于局部取穴，可增加椎基底动脉的供血，松弛颈部痉挛的肌肉。囟会为督脉经穴，善治头痛、目眩等症。丰隆、足三里燥湿化痰，健脾和胃。阳陵泉是胆经的下合穴，八会穴的筋会，有舒筋脉、通经络之效，属上病下取。涌泉位于足底部，屈足卷趾时足心凹陷处，约当足第二三趾趾缝纹端与足跟连线的前1/3与后2/3交点上，为足少阴肾经之井穴。其名源于《灵枢·本输》："肾出于涌泉，涌泉者，足心也，为井木。"《灵枢·根结》："少阴根于涌泉，结于廉泉。"《子午流注说难》："涌泉乃肾所出之井穴，藏真下于肾，肾者主水，故穴在足心，名曰涌泉。"涌泉又名"厥心""地冲""地衢"。涌泉为历代医家常用的穴位，是人体位置最低的穴位，可引气血下行，功擅主降，是升降要穴。《针灸资生经》所记载："《千金》于诸穴皆分主之，独于膏肓、三里、涌泉穴，特云治杂病，是三穴者，无所不治也。"涌泉归属肾经，肾为先天之本，性命之根，又与诸脏腑关系密切，故其既可调整肾经经气，又可激发全身正气，有扶正祛邪、补虚泻实、平衡阴阳之功。《标幽赋》中记载涌泉乃"天地人"三才穴之地穴，与百会穴共用可起到调整升降、协调阴阳之功。因此，该穴不仅可以治疗肾脏及下焦病症，还可以治疗头面及上部的诸多病症。《针灸聚英·肘后歌》云："顶心头痛眼不开，涌泉下针定安泰。"《针灸大成》云："身热取涌泉。"涌泉，乃肾经经气始发之处，肾为水脏，属阴。若肾阴不足，不能滋养诸阳，则阳浮于上，阴虚于下。艾灸涌泉可滋补肾水，制约有余之火，引热下行，专治阴虚火旺，真阴亏损病症。涌泉用于治疗头痛是"上病下治"治则的具体应用，但涌泉穴针刺时疼痛感较为剧烈，患者难以承受，故选择温和灸。总之，取涌泉穴治疗头痛符合《灵枢·终始》提到的"病在上者下取之，病在下者高取之，病在头者取之足，病在足者取之腘"的治疗原则。

第九节　穴位埋线治疗头痛与偏头痛的疗效特点与规律

穴位埋线疗法是几千年中医针灸经验和30多年埋线疗法经验的精华融汇而

成的一门新型疗法。其适应证非常广泛，尤其是对中西药物久治不愈的许多慢性病疑难病症，具有速效、长效、特效的优势，往往获得意想不到的神奇疗效，经得起实践检验。穴位埋线疗法治疗次数少，患者痛苦小，花费少。

一、穴位埋线治疗头痛与偏头痛的疗效特点

穴位埋线疗法从埋线器具、线体的选择及埋线方式不断改善优化。最初的切开埋线法、切开结扎埋线法需要手术刀打开皮肤直接放入线体于肌层，其操作需配合局部麻醉及缝合皮肤，创伤性较大。其后出现的特制埋线针埋线法，采用的埋线针为金属制的钩针，针尖呈三角形，底部有一缺口套住羊肠线，操作时需局部麻醉，再配合止血钳夹住两端线头。另外有H角针埋线法，利用皮肤缝合针配合局部麻醉及持针器操作埋下羊肠线。特制埋线针埋线法和H角针埋线法的创口较切开法较小，但操作时仍需局部麻醉，并反复在同穴位埋线，其创口位置会留下瘢痕。目前临床常用穿刺针埋线法及简易埋线法，采用腰椎穿刺针及8号注射针作套管，配合28号毫针作针蕊推线，其操作不需配合局部麻醉，且操作简快，创口小不留疤，大大增加了埋线法的应用。从腰穿针的概念上研制了穴位埋线专用的一次性埋线针，使用步骤简便且创伤性小，降低了感染机会。一次性埋线针的研制成功大大增加了穴位埋线在临床上的应用。

穴位埋线疗法是在针灸经络理论的指导下，将医用羊肠线埋入相应穴位区域，经过持久、柔和地刺激穴位，达到疏通经络、气血以治疗疾病目的的一种方法。20世纪60年代初，穴位埋线法的前身穴位埋藏法由我国军医开创。起初埋藏物有羊、兔等的肾上腺、脂肪、脑垂体、药物、磁块等。由于各种埋藏物的可吸收性和引起的炎症等并发症，临床渐渐减少选择其他埋藏物而集中于应用可吸收性的外科缝线——羊肠线，亦由此从埋藏法进入为埋线法的另一阶段。而线体的选择从羊肠线、胶原蛋白线到近年的医用高分子生物降解材料如PGA、PGLA等各种新型材料，增加了对线体引起的炎症反应、吸收时间可控性。

穴位埋线后，羊肠线在体内软化、分解、液化和吸收时，对穴位产生的生理、物理及化学刺激长达20天或更长时间，从而对穴位产生一种缓慢、柔和、持久、良性的"长效针感效应"，长期发挥疏通经络作用，达到"深纳而久留之，以治顽疾"的效果。穴位埋线每20~30天治疗1次，避免较长时间、每日针灸之麻烦和痛苦，减少就诊次数。因此穴位埋线是一种长效、低创痛的针灸疗法，它特别适用于各种慢性、顽固性疾病以及时间紧和害怕针灸的患者。

穴位埋线疗法是针灸的一种延伸和发展，是改良式的针灸，也是一种长效针灸。其是用特制的一次性医疗器具将人体可吸收的载体羊肠线（15天左右可自行吸收）植入相应的穴位，长久刺激穴位，起到健脾益气、疏通经络、调和阴阳气血的作用，从而调整了患者的自主神经和内分泌功能，达到祛病强身、保健美容目的的一种治疗方法。埋线1次相当于针刺10次以上，疗效持久巩固，省时方便。

二、穴位埋线治疗头痛与偏头痛的规律

1.穴位的选择

古代中医有记载风池穴为治疗偏头痛的要穴。如《针灸大成》曰："头风头痛灸风池。"《重楼玉钥》曰："边头风……此症一边头痛如破……须针风池二穴。"《东垣十书》曰："如头半边痛者，先取手少阳阳明，后取足少阳阳明，此偏头痛也。"故根据"穴位—经脉—脏腑"的经络理论，选取足少阳胆经的风池穴及循行路线上的风池直下平C_2、C_3水平线二穴。

西医学认为，两侧风池穴中间深部有延髓，风池穴局部组织由浅至深分布依次是皮肤、枕小神经、颈丛分支筋膜，后有头颈夹肌、头半棘肌、头后大直肌、寰枕后膜，穴区下方的枕下三角内有椎动脉和枕下神经。有学者提出偏头痛与枕大神经的卡压有关，而风池是其最主要的卡压处，触压（＋），并且枕大神经为C_2神经后支的皮神经，针刺平C_2、C_3水平线二穴，可松解局部组织，亦可以松解神经卡压而缓解头痛。

2.操作

（1）浅刺埋线：以脑空透风池（双侧）为基线，在其外旁开1.5cm处埋1根线；脑户透风府1根线，左右共计5根线。患者取俯卧位，穴位经碘伏消毒后，医者使用一次性无菌镊子取出胶原蛋白线置入埋线针内，左手固定脑空穴周围皮肤，右手持埋线针，于脑空穴向风池穴浅刺平刺15°，无需得气，将胶原蛋白线置入帽状腱膜下疏松结缔组织，拔出埋线针，用棉球按压止血。然后取脑空透风池向颞侧旁开约1.5cm的平行线，同样的操作方法，埋下2根蛋白线。脑户透向风府穴采用同样的操作方法。

（2）常规埋线：双侧风池、C_2~C_3间与双侧风池连线的交点，共4根线。患者取坐位，穴位经碘伏消毒后，医者使用一次性无菌镊子取出胶原蛋白线置入埋线针内，左手固定风池穴周围皮肤，右手持埋线针头与头皮保持75°，朝向下

颌方向，于风池穴快速穿透皮肤进针，深至颈椎横突处3cm，线体置入后拔出埋线针，用棉球按压止血。自双风池做与前后正中线平行的2条线，与C_2~C_3间水平线的交点取2穴，操作方法同上。

3.埋线深度

常规埋线在改善偏头痛发作疼痛程度上较浅刺埋线效果更佳，但在疼痛发作频率、持续时间以及综合评分改善方面，无显著差异。对于疼痛程度比较重的中度、重度偏头痛患者，推荐常规埋线法。但该方法在埋线后3~5天内，患者颈部僵硬感明显，转头不利，严重者甚至会影响睡眠。所以针对睡眠质量欠佳以及畏针的患者，则可以推荐浅刺埋线法。

4.穴位埋线疗法的作用机制

（1）复合刺激作用：高氏等认为穴位埋线疗法除了有与毫针相同的作用机制外，另与蛋白线的吸收过程有关，该过程为异体蛋白刺激，可以提高免疫功能；温氏提出该方法产生的刺激冲动传至脊髓前后角，后角引起脊髓节段抑制效应，下行调节脏腑功能，前角上行加强中枢调节，继而通过神经—体液调节脏器功能，提高免疫力的同时加快机体新陈代谢。

（2）促进血液循环：徐氏认为蛋白线埋入穴位后，能刺激局部血管新生，并改善血管通透性，使血流量增大，从而加速炎症吸收速度。

（3）产生良性诱导：任氏提出异体蛋白线吸收过程可诱导发生变态反应，引起抗体、巨噬细胞等消化蛋白线，从而对机体产生良性诱导。

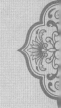

第六章
针灸治疗头痛与偏头痛的机制研究

第一节 针灸调节神经通路治疗头痛与偏头痛的机制

1.调节前额叶皮层神经元

偏头痛患者皮层局部一致性增强的脑区主要位于前额叶皮层，许多学者的偏头痛研究结果也涉及前额叶皮层的异常，前额叶皮层异常与疼痛的关系密切。目前研究认为疼痛体验主要包含痛感觉和痛情绪两方面，而前额叶皮层被认为是产生痛情绪的脑功能网络中的重要组成部分。另外，一些学者认为偏头痛患者存在感觉过度敏感现象，其大脑对多种刺激缺乏正常的适应性反应，并且反复发作的疼痛体验会强化这种表现。有研究人员考虑前额叶皮层局部神经元活动同步性升高的脑功能改变，可能由反复的偏头痛发作所引发的痛情绪造成。同时，这种异常脑功能也可能是偏头痛患者对痛觉过度敏感的原因之一。二者可能相互作用，其病理表现被循环积累加强。针刺双侧足临泣时，无先兆偏头痛患者会表现出左侧额中回、额上回局部一致性（ReHo）降低，该脑区与背外侧前额叶皮层（DLPFC）相关。在针灸疗效机制中，期待效应不容忽视，对针灸疗效的期望越高，则针灸镇痛效果越好。这种期待效应被认为与药物的安慰剂效应相类似，均与内源性阿片类药物系统相关。

2.调节枕叶舌回的神经活动

位于枕叶的舌回是偏头痛皮层扩散抑制学说（CSD）中的重要结构。CSD

认为皮层扩布性抑制现象可能通过激活三叉神经血管系统，而造成偏头痛症状的发作与持续。有学者通过PET成像比较偏头痛患者与健康受试者对光刺激的不同反应，发现偏头痛患者在包括舌回在内的视觉皮层具有异常激活，故认为患者存在局部皮层神经元过度兴奋的病理基础。其他学者也有关于针灸对偏头痛患者舌回脑功能具有影响的报道。针刺足临泣可能对偏头痛疾病状态下的舌回功能产生了特异性的调整作用，从交互效应分析中得出，偏头痛患者相较于健康受试者，针刺足临泣即刻效应对皮层局部一致性具有差异性影响的脑区为右侧舌回。笔者考虑针刺足临泣在偏头痛患者及健康受试者舌回所表现出的差异性影响，可能与偏头痛患者舌回的病理状态相关，即针灸理论中的"气至病所"。从而发挥针对偏头痛病因的治疗作用，这可能是针灸治疗偏头痛的疗效机制之一。然而，研究人员在静息态观察到的偏头痛脑功能特征，虽然也存在右侧枕叶ReHo减低表现，但并不位于舌回。即针刺足临泣对偏头痛患者产生特异性效应的脑区，与针刺前静息态异常脑区并不契合。

慢性痛症的发生与下行易化/抑制系统失衡引起的内源性痛调制功能减少有关，而延髓头端腹内侧核（RVM）是这种平衡调节的关键点。有一项研究表明，偏头痛患者的RVM存在着同步低频振幅（ALFF）的降低，而针刺治疗能使降低的ALFF恢复正常。针刺治疗也能够使慢性痛症受损的内源性痛调制功能恢复正常。因此，慢性痛症的这些病理特点提示，RVM可能成为针刺治疗慢性痛症的关键靶点。

3.调节神经递质合成与释放

降钙素基因相关肽（CGRP）是一种具有神经细胞保护作用和强大舒血管作用的调节肽，其广泛存在于中枢和外周神经系统中。其在外周参与伤害性信号的传递及痛觉敏化的形成，并与P物质、5-羟色胺、阿片类受体、神经生长因子等生物活性物质共同作用于维持痛觉稳态的过程中。

CGRP能较好地解释偏头痛患者呈搏动样疼痛。有学者通过研究证实，针刺相关穴位可调节偏头痛患者血浆CGRP含量，平衡血管内皮舒缩功能，激发神经-内分泌系统相互调节功能，从而对头痛起到缓解作用。此外，偏头痛患者还存在着神经递质失调。在偏头痛发作的时候5-羟色胺从血小板中释放出来，血浆内5-羟色胺含量增多，同时去甲肾上腺素分泌也增多，这些神经递质直接作用于脑膜血管，造成血管剧烈收缩，且可以诱发偏头痛的视觉先兆。随后，5-羟色胺迅速分解为5-HIAA，并通过尿液排出，血液中的5-羟色胺含量迅速下降，对血管壁的作用下降，血管扩张，从而引发头痛。针刺刺激偏头痛患者可对抗其血小板聚集，从而缓解头痛症状，疗效可观。此外，有研究表明，针刺还可使脑内内啡肽样物质增多，如β-内啡肽也具有很强的镇痛效应，可有效抑制痛觉上传至丘脑，发挥镇痛作用。在偏头痛发作期，患者血浆或脑脊液中β-内啡肽或其类似物含量降低，β-内啡肽对痛觉的抑制作用被释放，进而产生痛觉。针刺治疗后，偏头痛患者外周血CGRP降低，5-羟色胺、β-内啡肽升高，提示针刺可通过影响内源性镇痛系统中重要神经递质以缓解偏头痛症状。针刺可通过调节内源性镇痛系统抑制CGRP、5-羟色胺、β-内啡肽、c-fos的表达，进而抑制痛觉信息的传递。

针刺可缓解偏头痛模型大鼠的行为学表现并降低其头面部机械痛阈，实验结果显示针刺在改善偏头痛症状上具有较好的效应，且起源于TRG的CGRP阳性神经元发出的神经纤维，在脑膜可能通过参与多种化学物质的合成及释放，对维持脑膜内稳态及缓解偏头痛起到关键的作用，即针刺镇痛可能与三叉神经通路中CGRP介导的化学物质变化密切相关。

电针对偏头痛的镇痛作用机制与腺苷A1受体（ADORA1）的激活有关。ADORA1参与了偏头痛的痛觉传递，硝酸甘油（GTN）型偏头痛的发生发展可能与大鼠下丘脑和脊髓ADORA1的表达下调有关，电针可上调其基因表达。ADORA1激动剂CCPA侧脑室微量注射后可上调其ADORA1表达，且可能与电针具有同向的协调作用，ADORA1拮抗剂DPCPX侧脑室微量注射后则抑制其表达，并可能对电针产生反向的作用。

4.调节海马-前扣带回功能连接度

研究表明，月经性无先兆偏头痛患者与健康人相比，双侧海马、左侧前扣带回、左侧中扣带回、双侧杏仁核的ReHo显著降低；双侧顶下回、双侧中央后回、双侧楔前叶、双侧角回、双侧枕上回、双侧后扣带回、左侧丘脑、右侧额中回ReHo显著增高。以海马为感兴趣区进行功能连接度分析发现：与健康人相比，患者海马与左侧背外侧前额叶皮质（DLPFC）、双侧丘脑、双侧杏仁核、左侧颞中回、右侧小脑的功能连接度降低。相关分析结果显示患者的海马-DLPFC的功能连接度与病程呈负相关。

治疗后，经穴组患者双侧颞上回、双侧海马、双侧小脑、双侧丘脑ReHo升高，双侧额上回、双侧枕中回、左侧枕下回、右侧前扣带回、右侧中扣带回ReHo降低。相关分析结果显示经穴组针刺后，海马的ReHo变化与头痛次数、头痛强度变化呈负相关。以海马为感兴趣区进行功能连接度分析发现：经穴组患者海马与左侧DLPFC、双侧脑干的功能连接度升高。非经非穴组患者海马与双侧丘脑、右侧前扣带回功能连接度降低，与右侧枕叶功能连接度升高。相关分析结果显示经穴组针刺后，海马-DLPFC的功能连接度变化与头痛次数、头痛强度变化呈负相关；非经非穴组针刺后，海马-右侧前扣带回功能连接度的变化与患者的SAS评分变化呈正相关。

海马-DLPFC功能连接度的增强与经穴对月经性无先兆偏头痛患者的头痛发作次数改善、头痛发作程度的改善密切相关。经穴主要通过海马-DLPFC对月经性无先兆偏头痛进行直接调节。海马-前扣带回功能连接度的减弱与非经非穴对月经性无先兆偏头痛患者的焦虑情绪缓解密切相关。

第二节　针灸调节血液循环系统治疗头痛与偏头痛的机制

基于血管源学说，近代医家就针灸治疗偏头痛做出一系列研究，其治疗方法、针刺选穴、观测指标及疗效评价标准各不相同，但究其本质，均有效论证针刺治疗偏头痛疗效显著，且对偏头痛患者相关病理学改变起到了良性调节的作用。

1.针刺能有效提高偏头痛患者血浆内血管舒张因子浓度

针刺治疗后偏头痛患者血浆内血管舒张因子明显增高。邹敏对38例偏头痛患者以针刺四关穴治疗，发现针刺治疗后偏头痛患者血浆一氧化氮水平明显升高。唐胜修对32例偏头痛患者予以常规针刺治疗，发现针刺治疗后偏头痛患者血浆ET值显著下降，一氧化氮值显著上升。一氧化氮是一种新型的信使气体物质，既是血管内皮舒张因子，又是非肾上腺素能非胆碱能的神经递质。在血管内，一氧化氮与其受体结合，促进环磷酸鸟苷合成，抑制细胞Ca^{2+}内流，降低细胞膜K^+通道活性，促使血管平滑肌松弛，导致脑血管扩张而诱发头痛。一氧化氮可以通过扩张脑血管、介导血管周围神经源性炎症和易化伤害觉冲动的中枢传递而参与偏头痛的病理生理过程。针刺能明显提高偏头痛患者血浆中一氧化氮释放量，与其临床疗效密切相关。针刺治疗后，偏头痛患者血浆中一氧化氮释放量增高，与受体结合生成的环磷酸鸟苷减少，细胞中Ca^{2+}内流增加，细胞膜K^+通道活性增高，降低血管平滑肌的松弛度，降低脑血管的扩张从而缓解偏头痛的头痛程度。

2.针刺能有效降低偏头痛患者血浆内血管收缩因子浓度

针刺治疗后偏头痛患者血浆内血管收缩因子浓度明显降低。廖志山对60例偏头痛患者以针刺第二掌骨全息治疗，发现针刺治疗后患者血浆ET水平明显降低。唐胜修等也有同样发现。内皮素是血管内皮细胞分泌的一种由21个氨基酸组成的血管收缩肽，是目前已知最强的血管收缩因子，可以使局部脑血管发生强烈收缩、痉挛。生理状态下内皮素生成量极低，与血管内血管舒张因子保持动态平衡。内皮素通过血管平滑肌细胞膜上的受体与靶细胞膜结合，激活鸟苷酸环化酶、磷酸肌醇系统和Ca^{2+}通道，增高细胞质中Ca^{2+}浓度影响血管张力而触发偏头痛。针刺能明显改善偏头痛患者症状，缓解疾病的发作，可能与其血浆中内皮素释放量减少有关。针刺治疗后，偏头痛患者血浆中ET释放量减少，与受体结合生成的鸟苷酸环化酶、磷酸肌醇系统均减少，细胞质中Ca^{2+}浓度对血管张力的调节减弱，从而缓解偏头痛的头痛程度。

前列腺素PGI_2是由血管内皮细胞合成、释放的一种重要的血管舒张因子，具有舒张血管的功能，并能抑制血小板聚集。PGI_2与血小板膜特异受体相互作用，激活腺苷酸环化酶，促进环磷酸腺苷（cAMP）生成，增加血小板内cAMP含量，抑制磷脂酶和环氧酶，促进Ca^{2+}库对Ca^{2+}的再摄取，从而使血小板聚集受到抑制。由于PGI_2在体内极不稳定，生成后迅速代谢为6-酮-前列腺素F_{1a}（$6-K-PGF_{1a}$），所以一般以测定$6-K-PGF_{1a}$作为判断血浆中PGI_2浓度指标。针刺降低偏头痛患者血浆中PGI_2的含量可能是针刺治疗偏头痛的镇痛机制之一。孙忠人对32例偏头痛患者行常规针刺治疗，治愈率达90.6%，发现针刺治疗后患者血浆中$6-K-PGF_{1a}$有所下降，PGI_2与血小板膜特异受体相互作用，生成的cAMP也相应减少，磷脂酶和环氧酶的生成增多，降低对血小板聚集的抑制，从而缓解偏头痛的头痛程度。

鸟苷酸结合调节蛋白（G蛋白）是细胞内的一种重要的信号传导蛋白。Gia可通过抑制神经血管内皮细胞受体-腺苷酸环化酶（AC）活性影响环磷酸腺苷（cAMP）的生成，从而影响血管舒缩功能；Gsa可激活AC，将腺苷酸转化为cAMP，调节脑内血管活性物质的释放。有研究显示：实验性偏头痛大鼠造模后脑干组织的Gia明显下降，Gsa升高，Gsa/Gia比值上升。该研究同时观察到针刺可以降低偏头痛大鼠模型脑干组织中Gsa表达，增强Gia表达，调节Gsa/Gia比例失衡，其中针刺胆经穴组G蛋白含量变化最为明显。提示针刺可调节G蛋白含量，进而调节细胞膜内外的信号传导系统，改善颅内血管舒缩功能。研究表明在偏头痛模型中，细胞外调节蛋白激酶/丝裂原活化蛋白激酶（ERK/MAPK）参与了中枢敏化的形成和伤害性信号的调制。研究证实，受体酪氨酸激酶、G蛋白偶联的受体和部分细胞因子受体均可激活ERK信号传导途径。硝酸甘油（GTN）型偏头痛的发生发展与大鼠下丘脑和脊髓细胞外信号调节蛋白激酶（ERK1/2）的表达上调有关。电针能够明显下调其ERK1/2的表达。电针镇痛的过程可能与脊髓后角ERK1/2信号分子的磷酸化有关。

3.针刺能有效提高偏头痛患者血浆内抑制疼痛传递的神经递质浓度

曹颖对40例偏头痛患者行针刺治疗，治疗前后均采用放射免疫分析法测定患者血浆内β-内啡肽水平（β-EF），发现针刺治疗后偏头痛患者血浆内β-EF水平明显增高。β-EF通过突触前抑制中枢疼痛通路的传递，对疼痛传递进行抑制，偏头痛患者血浆中β-EF水平的降低可减弱抑制作用，但针刺治疗可有效提高血浆内β-EF水平，使内源性阿片类药物系统对中枢疼痛通路的抑制作用加强，可能是针刺治疗偏头痛的镇痛机制之一。针刺治疗后，偏头痛患者血浆中β-EF水平提高，增强了对中枢疼痛通路传递的抑制作用，从而缓解偏头痛的头痛程度。

4.针刺可有效提高偏头痛患者血浆中镇痛物质的含量

贾春生对46例偏头痛患者以耳穴透穴埋针刺法治疗，总有效率达82.61%，发现治疗结束后偏头痛患者血浆5-羟色胺值较针刺前显著升高。5-羟色胺是重要的镇痛递质，且有收缩血管的作用，分布于血管平滑肌上的5-羟色胺受体亚型与G蛋白偶联，此受体激动时，肌醇磷脂水解通路引起血管收缩、毛细血管扩张和通透性增加，引起炎症等一系列表现。同时通过位于脑膜上的5-羟色胺1型受体与血管平滑肌细胞及/或内皮细胞间的递质传递，引起血管活性物质在脑膜的释放而导致偏头痛。针刺提高血浆中5-羟色胺含量，可能是针刺治疗偏头痛的镇痛机制之一。针刺治疗后，偏头痛患者血浆中5-羟色胺含量提高，分布于血管平滑肌上的5-羟色胺受体所受到的刺激降低，肌醇磷脂水解通路受阻，同时，脑膜上的5-羟色胺1型受体减少分泌血管活性物质，脑血管舒缩变化减缓，从而缓解偏头痛的头痛程度。

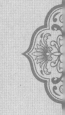

第一节　针灸治疗头痛与偏头痛的临床研究

一、针灸治疗头痛的国内临床研究

头痛是一种自觉头部疼痛的病症，也是最常见的临床症状之一，多由头部及其相邻的面部和颈部的痛觉纤维受到物理或化学刺激而产生。根据疾病成因，分为原发性头痛和继发性头痛。患者在发病时所表现出的疼痛症状会对其日常工作及生活造成不利影响。临床上常规西医治疗手段多为药物治疗，但是治疗效果多不理想，而且容易复发，并且不良反应较多。而中医针灸疗法治疗头痛显现出较好的疗效，现总结国内针灸治疗头痛的各种疗法如下。

1.毫针疗法

原氏选用风池、血海、悬颅、颌厌、太阳、行间、百会、合谷、太溪、率谷、头维、丝竹空等穴位治疗头痛，其中瘀血型加膈俞，肝阳上亢型加行间、太冲，外感风寒型加外关、天柱，肾虚型加太溪。进针得气后行平补平泻手法，针刺风池穴时，针尖朝鼻尖方向刺入0.8~1寸，得气后使针感尽量传于头部，留针0.8~1小时，共治疗41例，总有效率为92.68%。

田丰治以疏通脉络、活血止痛为原则治疗头痛，针行补法。肝阳上亢者，以平肝潜阳，取行间、太冲、百会、风池、悬颅；瘀血头痛给予行气活血、化瘀止痛治法治疗，主要选取百会、阿是穴、头维、合谷及分经取穴，共治疗45例，总有效率为91.11%。

郭献春以局部近取为主、循经远取为辅，根据患者头痛部位和实际病情辨证选穴，进针时头部穴位采用捻转补泻手法，四肢穴位采用提插捻转补泻手法，补虚泻实，共治疗33例，总有效率为97.0%。

褚慧玲等对66例患者进行齐刺治疗，选取C_1~C_7颈夹脊穴。操作时患者取坐位，局部常规消毒，先在颈椎棘突下间隙直刺1.5~2寸，再在两侧夹脊穴向脊柱方向刺入1.5~2寸，针感均由中心向四周扩散，施提插捻转平补平泻手法，施术1分钟，以得气为度。头部针刺取百会、强间、脑空、风池、风府、天柱，得气后施提插捻转平补平泻手法，施术1分钟，留针30分钟。治愈率为75.8%（25/33），总有效率为93.9%（31/33）。

2. 头针疗法

秦敏等纳入血管神经性头痛患者60例，随机分为治疗组和对照组，每组各30例。对照组口服尼莫地平40mg，早、中、晚各服1次；治疗组采用秦氏头皮针治疗，主要分为阳明区、厥阴区、少阳区及太阳区4大区域。两组均以6天为1个疗程，每个疗程结束后休息1天，连续治疗4个疗程。结果：治疗组总有效率为90.0%，对照组总有效率为73.3%，组间比较，差异有统计学意义。两组头痛发作频次、发作天数、持续时间、头痛程度评分，治疗前后组内比较及治疗后组间比较，差异均有统计学意义。

3. 腹针疗法

吕善广等将63例患者随机分为腹针组（33例）和针刺组（30例），腹针组选取中脘、下脘、气海、关元，配穴选取商曲（双）、滑肉门（双），颈部压痛点及头痛部位所对应的腹部全息点，采用只捻转不提插或者轻捻转慢提插的手法，腹部全息点针刺时，以浅刺为主（1~2分）；针刺组取穴以足少阳胆经穴位为主，取风池、角孙、率谷、头维、太阳、完骨、天柱、颈夹脊、手三里、外关和合谷等穴，采用单手进针或指切进针法，针刺至所需深度，针刺得气后行平补平泻。两组患者每次治疗留针30分钟，每周3~4次，连续治疗4周为1个疗程，共治疗3个疗程。结果：腹针组总有效率为84.8%，针刺组总有效率为63.3%。腹针治疗疗效优于普通针刺。

4. 电针疗法

杜腾飞研究发现电针"风池三穴"（风池、风池上、风池下）治疗颈源性头痛和普通电针治疗颈源性头痛对于头痛伴随症状的改善效果相同，但电针"风池三穴"治疗颈源性头痛时见效更快。操作：针刺风池时针尖偏向鼻尖方向进针0.8~1寸，风池上针尖微向下进针0.3~0.5寸，风池下直刺进针针尖微向风池方向进针0.8~1寸，进针得气后施以捻转平补平泻手法，选用2Hz的连续波，留针约30分钟。

周文娜选取患者50例，选取主穴为风池、百会、合谷、太冲、印堂、神门、内关。阳明头痛者，加头维、内庭；太阳头痛者，加天柱、后溪、申脉；少阳头痛者加太阳、率谷、悬颅、外关、侠溪；厥阴头痛者加前顶、通天。得气后选取主穴中的2~4个穴位，连接电针仪，采用疏密波进行刺激，强度以患者能耐受为度，其他腧穴每隔10分钟行针一次，每次留针30分钟，隔日1次，一周3次，疗程为8周。结果：电针在改善患者头痛指数、头痛持续时间、中医临床症状及抑郁症状方面，治疗时间越久疗效越好。

5.火针疗法

李毅敏将100例颈源性头痛患者随机分为两组。治疗组采用火针疗法治疗，取穴：天柱、百劳、阿是穴、风池、百会、大椎，每次选取4个穴位，局部消毒后使用1寸毫针进行针刺，将毫针在燃烧的乙醇棉球外焰烧红后，在高热量状态下迅速进针，深度在5~10mm，留针30分钟后起针，指导患者保持针孔的清洁干燥，每天治疗1次。对照组采用普通针灸治疗，取穴：合谷、太冲、完骨、天牖、足临泣、天柱、风池，对天柱、完骨、天牖、风池进行针刺，深度在5~10mm，得气后，采取平补平泻法，对完骨、天柱、风池留针后实施温针灸，每穴温灸2壮，对足临泣、太冲、合谷进行针刺，深度在5mm左右，得气后，采取平补平泻法，均留针30分钟后出针，每天治疗1次。2组均以7天为1个疗程。结果：治疗组总有效率为94.00%，高于对照组的78.00%。表明与普通针灸治疗相比，火针疗法治疗颈源性头痛的效果更为理想。

6.穴位埋线疗法

孙露选取紧张型头痛患者60例，随机分为穴位埋线组（A）和排针平刺组（B），各30例。穴位埋线组取后枕部（双侧脑空透刺向风池及旁开1cm处各2根线，脑户透刺向风府1根线，共计5根线）埋线，两周治疗1次，两次为1个疗程；排针平刺组取枕穴组加用颞穴组或者顶穴组，1周治疗2次，共治疗4次。在治疗后30分钟内，B组优于A组；1个月后愈显率A组优于B组；一个月后治疗率无明显差异。一定程度上可以说明穴位埋线治疗紧张型头痛优于排针平刺组。

许靖等在患者头颈交界处、耳后骨缝处寻找明显压痛点，压痛部位大多在风府、风池、乳突后侧、翳风等处，在上述出现压痛点的部位各埋一截线体，出针时若出血量少且颜色暗黑则任血自流自止，若出血量较大或针口下出现血肿则按压针口，血止后及时消毒。两侧都有压痛则两侧都埋线。共治疗72例，总有效率为95.8%。

7.穴位注射疗法

沈世英等选取2%利多卡因3ml、复方丹参注射液2ml和维生素B_{12}1ml为注射用药，取百会、风池（双）、太阳（双）、角孙、外关、太冲，常规消毒，用5ml一次性注射器抽取以上液体适量，与患者皮肤呈45°斜向刺入0.7寸左右，待被刺穴位出现酸胀感、注射器回抽无血时，缓慢推注，每个穴位注射1ml。共治疗50例，总有效率为90%。

王全权等采用穴位注射复方丹参注射液治疗血管神经性头痛。根据头痛部位辨位分型取穴，选用5ml一次性注射器和7号注射针头，抽取复方丹参注射液5ml，常规消毒，快速刺入穴位皮下组织，缓慢推注或上下提插取得酸胀感，回抽无血后将药液注入，快速出针。每穴每次注射药液2ml，头痛部位复杂者同时取多条经穴位。共治疗70例，总有效率为90%。

王建军等用注射器抽取维生素B_{12}1ml、地塞米松1ml、2%利多卡因3ml共约5ml混合药液，以双侧风池穴为进针点，针头垂直刺入穴位直达骨膜，回抽无血后注射，两侧穴位各注入混合药液2.5ml。治疗总计128例，总有效率达94.5%。

8.刺络放血疗法

高广忠取耳穴神门、耳尖、皮质下、额、枕穴及耳背静脉刺络放血治疗血管神经性头痛47例。耳部穴位消毒后，术者用左手拇指和食指固定耳郭，右手拿三棱针快速点刺上述耳穴，左手轻揉耳郭使被刺耳穴流出少量深色血液，两耳交替治疗，隔天1次。总有效率为93.62%，痊愈率为63.83%。

郑良玉针对血管神经性头痛治以活血化瘀、行气止痛。常规消毒后，以一次性采血针于患者左颞侧静脉处刺络放血1~2ml，太阳穴处以小三棱针刺络拔罐放血约3ml，取罐后头痛迅速缓解。半月后头痛轻度复发，如上法治疗一次后痊愈。

张宗洪认为前额头痛应责之阳明经病变，选取中脘穴刺血拔罐治疗。操作：使用三棱针在中脘穴及其周围1cm处快速点刺5~7下，随即将火罐拔于所刺部位，2个疗程后总有效率为94.00%。

9.针刀疗法

张文超等选取60例颈源性头痛患者，随机分为针刺组和针刀松解项七针组，结果针刀松解项七针组的总有效率为93.50%，明显优于针刺组的72.40%。

魏千程等将103例患者随机分为观察组（51例）和对照组（52例），对照组采用小针刀治疗，观察组采用"Z"型拨针刀倒"爪"形松解治疗，研究发现对照组总有效率为65.38%，观察组总有效率为88.24%。

陆萍等将60例患者分为针刀1组（以颈肌起止点为进针点）、针刀2组（以颈部2、3、4棘突旁开2cm处为进针点）。研究发现针刀治疗头痛需要一定的疗程，2周时疗效更好，且认为针刀疗法是治疗颈源性头痛的可靠疗法。

10.综合疗法

（1）针与灸合用

敖虹选取百会、风池、头维、角孙、太阳、合谷、外关、太冲进行针刺，得气后平补平泻5分钟，加电针疏密波30分钟，配合TDP照射。起针后取百会、风池、太阳用艾条温和回旋灸，每穴5分钟。共治疗35例，总有效率为91.43%。

王晓燕取风池、外关进行针刺，双侧风池穴针尖刺向对侧眼球方向得气后针感上传于头，双侧外关穴直刺得气后针感上传于三焦经循行方向，然后行温针灸。治疗共计31例，治疗效果明显优于针刺组。

黄莺针刺百会、风池、角孙、太阳、头维、太冲，得气后平补平泻5分钟，后行温针灸，每个穴位5分钟。共治疗28例，总有效率为96.43%。

（2）针与药并用

胡文举等采用针刺（根据患者的头痛部位进行取穴）治疗头痛并遵循"病部近取、循经远取"的原则，巅顶取百会、四神聪、内关，颞部疼痛取太阳、外关、风池、曲池、合谷、丝竹空，额部疼痛取风池、头维、曲池、率谷，枕部疼痛取玉枕、天柱、后溪、昆仑、风府。患者取坐位，局部消毒后，以1.5寸毫针刺入穴位，实证采用泻法，虚证采用补法，头面部穴位采用捻转法，四肢采用提插捻转法，每次行针10分钟，留针20~30分钟，1天1次，5天为1个疗程，共治疗2个疗程。结合活血祛风通络汤（珍珠母、石决明、生牡蛎各30g，生地黄20g，牛膝、当归各15g，桃仁、赤芍、枳壳、郁金、红花、柴胡、香附各12g，全蝎10g，桔梗6g，甘草5g）以1000ml水煎至400ml，1日1剂，早晚分服。治疗血管神经性头痛取得良好疗效。

李森柏采用针刺（取穴百会、太阳、风池、合谷），前头痛配印堂，偏头痛配外关，后头痛配天柱，头顶痛配四神聪。肝阳上亢者加太冲、行间；瘀血者加血海、三阴交；气血不足者加足三里、脾俞。给予常规性针刺，头部穴位采用捻转补泻，四肢采用提插捻转补泻，虚证补法，实证泻法，留针30分钟，10天为1个疗程，持续治疗2个疗程。并结合芎芷祛风饮（细辛、菊花、蔓荆子、白芷、石决明、钩藤、白芍、川芎等），巅顶痛者可加防风、藁本；失眠多梦者可加炒酸枣仁；呕吐恶心者可加姜半夏。每日1剂，每日2次，早晚服用。共治疗血管神经性头痛63例，总有效率为92.06%。

王焱平对风寒型头痛、风热型头痛、风湿型头痛分别采用川芎茶调散、菊花茶调散、羌活胜湿汤加减治疗，对肝阳型头痛用天麻钩藤饮加减治疗，对气滞血瘀型头痛用桃红四物汤加减治疗。在此基础上给予针灸治疗方法，主要包括梅花针、常规针灸法、放血治疗方法，以局部取穴为主，循经远道取穴为辅。外感风寒型选择风池、天柱、合谷、率谷及外关穴；肝阳上亢型患者应用泻法，选择太冲、太溪、风池、悬颅透悬厘；瘀血阻滞型患者选择风池、合谷、阿是穴、三阴交。使针刺局部有酸胀、沉重感后，采用平补平泻法，留针50~60分钟，每日1次，10次为1个疗程。治疗总计43例，总有效率为97.67%。

（3）针刺结合穴位贴药

李季委等针刺百会、太阳、头维、风池、天柱等穴，留针20分钟，得气后出针。再用自拟痛消丹（红花、川芎、桂枝、川乌、花椒、艾叶、透骨草等），用现代方法煎熬、浓缩后制成直径约2mm的水丸，外贴于百会、太阳、风池。药粒压进皮部1mm左右，连续贴压12小时以上。皮肤过敏者忌用。共治疗32例，总有效率为87.5%，治愈率为72%。

（4）针刺结合刮痧

王晶晶针刺主穴取四关穴（合谷、太冲），迎随泻法，每10分钟行提插捻转泻法，强刺激2~3分钟。配以风池、太阳、头维，进针后平补平泻，得气后留针。缓解期配穴加足三里、三阴交，行补法。刮痧治疗，先刮侧头部，点按百会和风池，再向下刮至大椎、肩胛下角，最后从曲池刮到合谷。对阳性反应点（结节、痛点等）重点刮拭。头部以头皮出现热感为度，上肢部以皮肤出现痧点为宜。以痧点完全消退和触痛感基本消失为治疗间隔。共治疗35例，总有效率为97.14%。

（5）针刺结合星状神经节阻滞

林菁等根据疼痛部位近取和辨证分型循经远取选穴，补虚泻实，头部穴位行捻转补泻法，四肢腧穴行提插捻转补泻法，每10分钟行针1次。阻滞穿刺点在胸锁关节上2.5cm、正中线外1.5cm处，选用7号针，回抽无脑脊液和血液则注入1%利多卡因8ml，注药后被阻滞一侧出现霍纳（Horner）综合征，证明阻滞有效。双侧阻滞则先阻滞一侧，隔天阻滞另一侧。治疗共计104例，痊愈率为78.8%。

（6）针刺结合围刺与埋针

黄莺治疗血管神经性头痛，穴取太阳、头维、合谷、阿是穴，行提插捻转手法，强刺激。疼痛剧烈时选太阳、太冲和健侧合谷及患侧风池、率谷，中强度刺激。使用围刺法时，在痛点外围约0.5cm处，用0.5~1寸毫针向痛点中心斜刺进针0.2~0.5cm，每隔0.5cm刺入一针，直到围成一周。顽固性头痛用埋针法，取1.5~2寸毫针分别平刺颞前线和颞后线，用橡皮膏粘贴固定针柄，留针24~28小时，待疼痛停止后起针。共治疗51例，总有效率为82.4%。

二、针灸治疗偏头痛的国内临床研究

偏头痛是一种常见的慢性、反复发作性血管神经性头痛，具有广泛的临床和遗传异质性，主要表现为单侧和（或）双侧搏动性头痛发作，常伴有恶心、呕吐、畏光、畏声等症状，可见于任何年龄。其病因复杂，病程长，间歇发作，缠绵难愈，严重影响患者正常的生活和工作。该病的病因并不十分明确，一般认为与神经调节功能紊乱及血管舒缩功能障碍有关，中医理论认为偏头痛属于"头风""脑风""偏头风"等范畴。西医除了对症治疗以外，目前尚无理想的根治措施。针灸治疗偏头痛疗效安全可靠，已被世界卫生组织（WHO）列入偏头痛治疗的推荐方法，成为针灸治疗的优势病种之一。针灸疗法治疗偏头痛包括毫针疗法、头针疗法、腹针疗法、电针疗法、针刀疗法、刺络放血疗法、穴位埋线疗法、穴位注射疗法、耳穴疗法等数十种，现就近几年针灸治疗偏头痛的临床疗效观察进行如下综述。

1.毫针疗法

吕品等取"八荒穴"治疗偏头痛，效与普通针刺组相同，且八荒穴均位于巅顶，较普通经穴取穴更加简单，更易于术者操作。

戴晴等选取骨骼附近的穴位为进针点，如三间、风池、率谷、头维等，使针尖刺至骨边，并行骨边刺法，对偏头痛有明显的即时镇痛效果。

赵丹凤将72例无先兆偏头痛患者随机分为治疗组和对照组，治疗组给予悬颅、率谷、曲鬓、风池、外关、阳陵泉、丘墟、足临泣穴位针刺治疗，每周3次，每次留针30分钟。对照组予盐酸氟桂利嗪胶囊10mg口服，每晚睡前1次。根据总体疗效评价标准，对两组患者在治疗1周后进行疗效对比，治疗组有效率为96.43%，对照组有效率为77.14%，治疗组疗效优于对照组。

张春燕等对122例偏头痛患者随机分组，其中治疗组采取针灸治疗，主穴取印堂、太阳、阳陵泉。瘀血阻络证者配血海、三阴交；痰湿阻络证者配丰隆、阴陵泉；肝阳上亢证者配太冲、足临泣。每日针刺1次，1个月为1个疗程。对照组缓解期给予口服尼莫地平，每次30mg，每日3次，以预防发作，治疗1个月为1个疗程，发作期服用麦角胺咖啡因2片止痛。治疗组和对照组均在治疗后第6个月后随访，观察远期疗效。结果显示治疗组复发率较对照组明显降低，进一步说明了针灸治疗的优势所在。

2.头针疗法

袁云霞采用头针治疗偏头痛患者88例，取对侧感觉区下2/5，与头皮呈30°刺入帽状腱膜下，达到该区长度后固定，不提插，捻转2分钟，留针20分钟，出针前再捻转2分钟。每日1次，10日为1个疗程，每2个疗程间休息1周，共治疗2~3个疗程，追访3个月统计疗效。88例患者中，治愈66例，占75%；显效22例，占25%；有效率为100%。

吴家民等选用朱氏头针，主穴选颞前带、颞后带，施以其独特的"抽气法"。治疗后，疼痛持续的时间、疼痛发作频率都有明显好转，同时因本病产生的其他病症如焦虑、抑郁、睡眠质量差等也有所改善。

3.腹针疗法

彭霭君将70例无前兆型偏头痛受试者随机分为试验组和对照组，各35例。试验组选用腹针处方为："引气归原"、滑肉门（双）、商曲（患）、石门（患）、中脘上或中脘旁（患）；对照组的针刺处方为：太阳、角孙、风池、丝竹空、率谷、足临泣（均双侧）。两组患者分别完成4周治疗，2~3天1次，1周3次，每次30分钟，共接受12次治疗。结果：在头痛总评分、发作次数、疼痛持续时间改善方面，腹针疗法优于传统针刺疗法。

4.电针疗法

谢艳瑞将符合无兆性偏头痛纳入标准的10例患者随机分为电针经穴组、电针非穴组，每组各5例，电针经穴组以电针少阳经穴（角孙、外关、阳陵泉、丘墟）为治疗方法，电针非穴组以电针4个非经非穴点为治疗方法，均每天治疗1次，每次30分钟，连续治疗5天为1个疗程，疗程间休息2天，共治疗4个疗程，完成20次电针治疗。结果：两组比较，在头痛强度、头痛影响生活天数、VAS评分方面差异无统计学意义，但电针经穴组下降趋势较电针非穴组明显。说明电针治疗无兆性偏头痛效果明显。

廖曼对52例患者进行随机分组，电针少阳经特定穴组取穴：角孙、外关、阳陵泉、丘墟，电针少阳经非特定穴组取穴：颅息、三阳络、膝阳关、地五会，均辅以电针持续电刺激。每次治疗取单侧的穴位，左右交替选穴，并于治疗4周后对患者进行疼痛综合评定及脑动脉血流速度异常综合评估。结果：电针少阳经特定穴组治疗偏头痛在镇痛作用及改善患者的脑动脉血流速度上，均优于电针少阳经非特定穴组。

林坤成将147例无先兆性偏头痛患者随机分成电针治疗组和单纯针刺对照组，两组针刺主穴：太阳、丝竹空透率谷、列缺、额厌透悬颅。配穴：水不涵木配太溪、肾俞、太冲；痰热内阻配阴陵泉、丰隆、头维；肝风上扰配太冲、阳陵泉。其中治疗组加用电针治疗仪，选用疏密波，刺激强度以患者能耐受为度，通电时间为30分钟，每天1次，10次为1个疗程，经过2个疗程后结果表明，电针组有效率为72.15%，优于单纯针刺组（52.94%）。

5.针刀疗法

喻积强等对67例患者的肩胛骨内上角的肋骨面点、肩胛提肌肌腹压痛点及枕大神经点卡压点采用针刀疗法疏通经络堵塞，剥离松解挛缩黏连，恢复颈部的生理平衡，治疗间隔7日，3次为1个疗程。结果：治愈54例，好转11例，无效2例，有效率97.01%。

谢奕彬等对53例偏头痛患者，选取风池穴进行针刀治疗。操作方法：刀口线以上内下外方向与中轴线下段呈30°，刀体和皮肤切线垂直（大约朝对侧眼球方向）快速刺入皮肤，直达枕骨骨面，然后提起刀锋约2cm，在此厚度范围内松解，切开浅深筋膜及由该处经过的肌组织，呈线状切开3~5刀，再纵行疏通，横向剥离，刀下有松动感后出刀。1~2周治疗1次，一般治疗1~3次。结果：治愈27例，显效20例，好转5例，无效1例。总愈显率达88.7%。

6.刺络放血疗法

宋亚飞对68例偏头痛患者采取放血与针刺相结合的治疗方法（停用其他治

疗方法）。放血取穴：足窍阴（双）、少冲（双）。操作方法：局部常规消毒，以三棱针快速刺破穴位皮肤，挤出一滴血，以棉签拭去即可，隔日1次。针刺治疗取穴：头维（患）、率谷（患）、太阳（患）、三阴交（双）、曲池、合谷、百会，每日1次。结果：治愈61例，显效2例，无效5例，有效率为93%。

7.穴位埋线疗法

王丹纳入105例无先兆偏头痛患者作为观察对象，随机按1：1：1分为A组：穴位埋线联合药物（美托洛尔）组；B组：穴位埋线组；C组：单纯药物（美托洛尔）组，各35人。其中A组有1人脱落，B组有2人脱落。埋线方案：选取患者双侧风池穴，埋线针头与皮肤保持75°，针尖朝向下颌方向，将埋线针刺入，深度约3cm。每两周1次，3次为1个疗程，治疗1个疗程。药物方案：药物服用美托洛尔12.5mg，每日2次，共服用12周。开始治疗后第4月的随访显示A组总有效率为97.06%，B组总有效率为78.79%，C组总有效率为71.43%。穴位埋线联合药物组优于穴位埋线组，显著优于单纯药物组。

朱俊岭等对49例患者取风池、百会、太阳、合谷、太冲、阿是穴进行埋线治疗。先用龙胆紫在穴位处作一进针标记，以0.5%碘伏常规消毒后，用2%利多卡因局部麻醉，医者右手持针，针头顶压于所埋穴位，左手将一段已消毒的0号羊肠线（将0号羊肠线剪成1.5cm的小段，使用前浸泡于75%乙醇中30分钟）套于埋线进针尖端的凹槽内，然后用左手拇指绷紧穴位皮肤，右手持续缓慢进针，针尖缺口向下以15°~40°刺入，直至肠线头完全埋入皮下，再进针0.5cm，将肠线埋于穴内肌层，随后出针，针孔用碘伏再次消毒，外敷无菌纱布。15~20天埋线1次，3次为1个疗程。结果：治愈19例，好转27例，无效3例，有效率达93.9%。

韩虹虹等将64例发作期偏头痛患者随机分为两组，对照组和治疗组，各32例。对照组给予电针治疗（取穴：太阳、阿是穴、三阳络、足三里），留针40分钟，1天1次，10次为1个疗程，每2个疗程间隔3天，共治2个疗程。治疗组给予穴位埋线治疗（取穴：太阳穴、阿是穴、三阳络、足三里），共治疗1次，结果：治疗组愈显率为84.38%，对照组愈显率为46.88%。

8.穴位注射疗法

阮俊英将70例瘀血阻络型偏头痛患者随机分为两组，穴位注射组选取太阳（双）、风池（双）、外关（双）、血海（双）进行穴位注射，太阳注入0.5ml，风池注入0.5ml，外关注入0.3~0.5ml，血海注入1ml。常规针刺组选取相同穴位进行常规针刺治疗。每周至少治疗3次，6次为1个疗程（2周），一共治疗2个疗程（4周）。结果：穴位注射组总有效率为87.1%，常规针刺组总有效率为81.2%。说明穴位注射治疗瘀血阻络型偏头痛的临床疗效要优于单纯针刺治疗。

马琳等对84例偏头痛患者取患侧风池、阳陵泉、阿是穴共3~4个穴位，每穴注射川芎嗪注射液和维生素B_{12}注射液混合液1ml，隔天1次，5次为1个疗程，2个疗程后评价疗效。结果：84例患者中治愈8例，显效32例，好转40例，无效4例，有效率为95.24%。

彭根兴选取100例偏头痛患者，随机分为两组，治疗组53例，给予风池穴位注射醋酸泼尼松龙和利多卡因混合液治疗。对照组47例，给予口服双氯芬酸钠缓释片和二维三七桂利嗪胶囊治疗，治疗7天后观察疗效，结果提示治疗组即时镇痛疗效及周期镇痛疗效均优于对照组。

韦云泽采用阳陵泉穴位注射当归注射液治疗偏头痛患者42例，每穴各注射2ml，隔天1次，10次为1个疗程，疗程间休息2天，治疗3个疗程后统计疗效有效率达92.9%。

9.耳穴疗法

杨佃会等用耳穴综合疗法治疗无先兆型偏头痛患者90例，分为3组，每组各30例。所有患者均采用耳穴综合疗法，在双侧耳背小动脉搏动处（亦可选取充盈明显的静脉）放血1~3ml不等，用装有肝素的注射器将血液完全吸入，最后用创可贴覆盖放血部位，1天后揭去。选取双侧风池、阳陵泉，按穴位注射操作规程，将注射器内的自体血注入风池穴，每穴1~1.5ml，阳陵泉每穴2ml左右。耳穴取颞、枕、胰、胆、神门、交感、皮质下、内分泌，局部常规消毒后，用手术刀尖或一次性采血针轻轻点刺，使之轻微点状出血。3次为1个疗程，每次治疗间隔7~10天，3组的临床总有效率分别为93.3%、90.0%和93.3%。

霍华永等采用耳针沿皮透刺疗法治疗96例偏头痛患者，针刺取患侧耳穴：舌、眼、扁桃体区、肝、胆胰区、枕、颞、额区等，7天为1个疗程，轻者1个疗程，重者治疗2个疗程，有效率达92.7%。

10.艾灸疗法

李刚等纳入43例门诊偏头痛患者，采用灸患侧率谷穴进行治疗，灸时距皮肤2~3cm，以患者稍感温烫感为度，每次20分钟，每日1次，10次为1个疗程。率谷为足少阳胆经与足太阳膀胱经的交会穴，灸率谷可使少阳之邪转输太阳而外解。

冯亚明采用沿督脉、患侧足太阳膀胱经、患侧足少阳胆经走行方向，往返施温和灸治疗偏头痛。根据经络循行部位施术，调整相应脏腑经络功能，以起到调和气血的治疗作用。

11. 火针疗法

唐胜修等用烧红的三头火针快速点触皮肤，而不刺入皮肤，点触次数根据疼痛部位面积的大小，多为10~30次，经治疗患者生活质量明显提高。

宋晓琳等通过针刺配合火针治疗无先兆型偏头痛，选取头部率谷、风池、局部阿是穴配合火针治疗以激发经气，疗效确切。

12. 综合疗法

（1）针与灸结合

赵婉淑用梅花针，先从阿是穴开始，沿患侧头部足少阳经叩刺，后在头维、风池、阳辅、率谷、合谷行温针灸，治愈率为78%，总有效率为100%。朱国祥等用温针灸联合七星针叩刺少阳经，对瘀血证型的偏头痛有良好治疗效果。

（2）针与药结合

肖琰萍等用针刺配合血府逐瘀汤能够改善偏头痛血脉瘀滞证型的症状。江暄等将患者分为两组，观察组用川芎止痛汤联合针刺治疗风湿夹瘀证血管性头痛，对照组仅用川芎止痛汤治疗。结果：观察组头痛症状、血流动力学及大脑动脉血流速度改善均优于对照组。王束瑾等用针刺联合氟桂利嗪，刘丛等用针刺联合舒马普坦治疗偏头痛都有显著疗效。

（3）针灸与推拿结合

刘存斌等将90例普通型偏头痛患者随机分为针推组、针灸组和推拿组，每组30例。7天为1个疗程，共治疗2个疗程。针推组取穴：申脉、后溪、足临泣、列缺、公孙、内关、外关、太阳、头维、率谷、风池、大椎。推拿采用一指禅推法沿颈项部膀胱经上下往返治疗3~5分钟，使用拿法拿风池、肩井等穴位3~5分钟，用一指禅偏锋推法反复沿印堂、前额发际、头维、太阳顺序操作3~5次，再用拇指沿睛明、印堂、鱼腰、太阳、百会等顺序各点按1~2分钟，继续用拇指抹法沿前额和眉弓各操作3~5次，以患者自觉酸胀为度，拇指按揉两侧内关、太冲各1分钟左右。结果显示针推组临床疗效明显优于针灸组和推拿组。

（4）针灸结合耳尖放血疗法

王英淑等选取47例患者，针刺选穴：百会、四神聪、风池、天柱、完骨、合谷。肝阳上亢型加太冲、太溪；痰浊型加阴陵泉、丰隆；瘀血型加血海、三阴交；肾虚型加悬钟、太溪；气血亏虚型加气海、关元。结合耳尖放血，用平补平泻法，留针30分钟，每日1次，10次为1个疗程，休息2日再继续下1个疗程。结果：经过3个疗程治疗后，控制11例，显效15例，有效14例，无效8例，总有效率为83.3%。

方泽涵将60例肝阳上亢型偏头痛患者随机分成治疗组（针刺加耳尖放血治疗）与对照组（常规针刺治疗）。两组针刺选穴：风池、合谷、太冲、率谷、太阳，1日1次，连续7日，治疗组行耳尖放血法，每日1次，左右交替，连续7日。结果显示耳尖放血配合针刺与常规针刺治疗肝阳上亢型偏头痛者均有效，且治疗组疗效优于对照组。两组患者治疗后头痛发作次数，头痛程度、持续时间以及伴随症状均有明显改变。

（5）刺络拔罐

王姝采用董氏奇穴之四花外穴刺络拔罐法治疗偏头痛患者70例，总有效率达100%。董玉雪将65例无先兆偏头痛患者作为研究对象，随机分为治疗组（35例）和对照组（30例）。治疗组采用穴位注射结合刺络拔罐治疗，对照组口服尼莫地平。结果：治疗组显效率为45.71%，明显优于对照组（33.33%）；治疗组总有效率为94.29%，对照组总有效率为76.67%。

三、针灸治疗头痛的国外临床研究

现今，针灸在国外许多国家得到普遍认可，现将近几年的研究近况概述如下。

1.针刺疗法

Mayrink在评估针灸作为慢性头痛辅助镇痛治疗的有效性及其对生活质量的影响中，将34名患者分为两组：真针刺（组1）和假针刺（组2）。其中组1每种类型的头痛都使用了中医推荐穴位治疗，组2在同一穴位上将针插入一种可粘贴的装置上。两组都使用了处方的止痛预防药物。对治疗前（VNS 0）和治疗后（VNS 1）的言语数值量表，危机发生次数，治疗1个月、2个月使用的镇痛药的次数进行评估。采用巴西版生活质量问卷（SF-6D，2002年）进行治疗前后的生活质量评估。结果显示真针组在控制慢性头痛疼痛方面更有效，说明针灸可以被认为是慢性头痛的一种辅助治疗方法，可以减少疼痛的强度，减少危象的数量，减少止痛药的用量，提高患者的生活质量。

2.穴位注射疗法

Jung-Mi Park等招募40例慢性头痛患者，随机分为CS穴位注射组和生理盐水（NS）穴位注射组。针刺双侧风池，每周2次，治疗4周。肩井、太阳分别用CS提取物和NS提取物注射。使用头痛影响试验（HIT）进行评估，结果CS穴位注射组的HIT评分较NS穴位注射组的7.9分下降14.9分。CS穴位注射组无头痛天数增加32.6%，NS穴位注射组无头痛天数增加17.4%。与基线相比，两组的SF-36评分均有显著提高，但平均改善幅度CS穴位注射组更大。所以CS穴位注射治疗慢性头痛是一种新的、安全的、有前途的治疗方法。

3.综合疗法

（1）针灸结合肌筋膜松解和微波透热疗法

George选取44例头痛患者并将其随机分为两组（对照组20例，针刺/拉伸；实验组24例，针刺/拉伸+理疗），在4周内完成10个疗程，分别在治疗前、第5次治疗后和第10次治疗后进行测量，以机械性压力痛阈（PPT）为主要测量指标，用机械性痛觉测定仪测量7个双侧躯体点。两组均针灸治疗17~20个穴位，为风池、肩井、率谷、肩外俞、天宗、人迎、合谷、百会、神庭以及3个肌筋膜触发点，留针20分钟，每5分钟进行一次刺激。针灸之后进行拉伸疗法，然后选择微波透热作为深部热疗手段，脉冲波长（1:2），强度为75W，距离第7颈椎10~15cm，持续10分钟，以受试者耐受为度。结果两组的治疗在主要结果测量PPT方面都有改善，两组比较，第10次治疗后有显著差异。

（2）推拿结合软组织治疗

采用推拿手法治疗颈源性头痛的具体操作如下。上颈椎手法：术者使用手旋转定位目标节段（C_1/C_2），并使用手执行指向患者对侧眼睛的高速、低振幅技术。上颈椎后-前关节活动：术者的拇指通过C_1进行接触C_2关节突关节和前后滑动。对于颈源性头痛患者，脊柱推拿比轻柔按摩、药物治疗或完全不干预更有效。Racicki等人也得出结论，脊柱推拿疗法对减轻颈源性头痛疼痛有效。软组织治疗操作：上斜方肌触发点手动加压，手动划水处理胸锁乳突肌的触发点。术者的手指用钳子触诊从两边抓住绷紧的带子，然后离心地从触发点划开。

（3）针刺结合电针治疗

Sharon等纳入26例患者，选取双侧合谷、外关、太冲、足临泣进行针刺，当针刺出现得气感时，采用通道经皮神经电刺激器（TENS）对太冲和足临泣进行轻度电刺激。每周2次，每次30分钟，共4周。将负极夹在针刺太冲穴的针上，将正极夹在针刺足临泣的针上。频率缓慢增加到13Hz，直到受试者感到一种敲打或搏动的感觉并持续20分钟。受试者在12周结束后接受随访并进行最终结果评估。在针刺干预前或干预后、最后一次针刺后12周进行评估。结论为标准化针灸干预对头痛的频率、持续时间和强度有积极的影响，并且针刺干预后疼痛的评分降低（测量MIDAS、HIT-6、SF-36和BDI-II）。

（4）针灸结合耳穴冷刺激疗法

Alvise等对一名患有Ⅲ型血管性血友病的慢性头痛患者，采用表面体针和耳穴冷刺激治疗头痛。在患者非月经期对双侧合谷、外关、太溪、三阴交进行针刺，针刺的深度为2mm，以避免任何肌肉损伤，然后双侧标记耳穴神门、丘脑和头，用冷冻器刺激3~4s，每周接受1次治疗，共6周。他们使用一种自我报告形式来测量偏头痛疼痛程度，它记录了发作期间每小时的NRS评分，并绘制了每周NRS与治疗开始时的时间。治疗前6周记录疼痛数据，结果治疗后头痛相关疼痛明显减轻。

四、针灸治疗偏头痛的国外临床研究

偏头痛是一种常见的原发性头痛，年龄在21~34岁之间的女性比例为30%，男性比例为17%。针灸在预防和治疗包括偏头痛在内的许多疼痛疾病有着悠久的传统。根据国际标准，针灸是一种经济有效的治疗方法。

1.针刺疗法

Naderinabi将符合条件的150名患者随机分为针刺组（A组）、A型肉毒毒素组（B组）及药物治疗组（C组）。所有患者在治疗后1个月、2个月和3个月分别采用视觉模拟评分（VAS）和其他参数进行评估。比较针刺与A型肉毒毒素注射和药物治疗在控制慢性偏头痛中的作用，结果在为期3个月的研究中，3组患者的疼痛严重程度显著降低，而A组患者的疼痛程度显著降低。经3次评估，3组患者每月偏头痛天数、缺勤天数和用药需求均明显减少，A组副反应较少。说明针刺、A型肉毒毒素注射及药物治疗对慢性偏头痛有良好疗效。然而针灸更有效，并发症更少。Linde等研究认为，①针刺比无预防性治疗/常规护理更有效；②比假针（安慰剂）更有效；③与药物预防治疗一样有效，可减少成人发作性偏头痛患者的头痛频率。现有的证据表明，针刺疗法对偏头痛患者来说是一个有价值的选择。

2.耳针疗法-针接触实验

耳针是控制偏头痛的有效方法。有研究表明，一种被称为针接触试验（NCT）的技术可以通过几秒钟的针接触找出最有效的缓解偏头痛的耳穴。大部分穴位位于同侧疼痛的对耳屏前内侧（M区）。本研究的目的是验证M区治疗的价值，并将其与其他耳区进行比较。Rita等将94名无先兆偏头痛的女性患者，根据ICHD-II诊断标准随机分为两组，A组患者在M区植入NCT（针接触实验）阳性的压痛点；B组对偏头痛没有治疗效果的耳区：S区（坐骨神经代表区）。即针接触试验（NCT）通过几秒钟的针接触，可以识别出减轻偏头痛最有效的耳穴。这种降低在至少60分钟内保持稳定。位置在耳屏的前-内部分，耳垂的前部分和耳郭上部，在疼痛的同一侧。这些点中的大多数是非常迅速有效的（在1分钟内），而其余点产生较慢的镇痛效应，在2~5分钟内在这些区域插入半永久性针可以稳定地控制偏头痛，偏头痛在30分钟内发生，24小时后仍然持续。结果显示A组VAS评分明显低于B组。

3.耳穿刺疗法

Angelo等对一名34岁男性偏头痛患者进行耳穿刺治疗，在双耳耳轮的外侧进行穿孔，穿刺时，头痛相关的测评量表显示头痛影响测评量表（HIT-6）为64分，偏头痛负担评估量表（MIDAS）评分为70分，Box评分为11分，为5分。之后他的偏头痛发作次数减少，紧张性头痛的致残性发作减少了（HIT-6得分56分；MIDAS评分为27分，Box评分11分（3分），头痛的程度比以前减轻了，在BS-11的评分为3分（满分10分）。

4.新头皮针疗法

Rezvani等在一项随机临床试验中，80名偏头痛患者被指定接受新头皮针（YNSA）或传统针灸（TCA）治疗。在治疗前、治疗6周和18周、治疗结束后1个月完成疼痛视觉模拟评分（VAS）和偏头痛治疗评估问卷（MTAQ），结果两组的基线特征相似。偏头痛发作的频率和严重程度、恶心、抢救治疗的需要和缺勤率在两组中都有相似程度的降低。两组患者治疗后头痛恢复及日常活动能力2小时后均有相似的改善。所以TCA和YNSA在偏头痛的预防和治疗方面同样有效，可以考虑作为药物治疗的替代品。

5.综合疗法

（1）针与药结合疗法

Eliane等将69名女性志愿者随机分为3组：AC针刺组（22例），持续10周；

TAN丹参组（23例），每日口服150mg；AC+TAN组（23例）。针灸治疗方案为每周治疗6次，针灸组的参与者每周接受两次针灸治疗。结果显示AC+TAN比单独使用AC或TAN更有效地降低了VAS疼痛评分的平均值［–5.6（2.4）AC+TAN vs –3.7（2.1）AC vs –6.4（3.1）TAN］。表明与单纯针刺或单纯丹参治疗相比，针刺联合丹参治疗女性偏头痛可提高生活质量，具有更好的镇痛效果。Payant选取一名有10年偏头痛病史的32岁女性。该患者接受针灸、饮食调整和中草药灌肠剂治疗，疗程为2个月。患者被要求将钠/盐的摄入量减少到每天少于3g，高脂肪的油炸食品被有机水果、蔬菜、新鲜的鱼和鸡肉所取代。针灸治疗方案为每周治疗6次，以每周喝咖啡和中药灌肠开始。方案包括以中药原方（增液汤或加液汤茶）灌肠，第1周灌肠1次，第2周灌肠2次，第3周灌肠3次。结果：饮食改变后，患者没有出现偏头痛。

（2）针刺结合脊椎推拿疗法

Bahia观察一名32岁偏头痛妇女分别进行针灸和推拿脊柱治疗后，患者报告单纯针刺治疗后头痛2小时，头痛局限于右眼、瞳子髎、太阳穴处，较前一天减轻，同一区域的头痛强度降低了90%。针刺结合脊柱推拿治疗后报告头痛仍较原来减轻90%，且集中在颈部右侧。针刺加脊椎推拿治疗后，患者报告右侧太阳穴、眼部、颈部头痛完全消失。在2周之内接受几次治疗后未再诉出现偏头痛。

第二节　头痛与偏头痛的针灸治疗方案

一、头痛的针灸治疗方案

头痛为临床常见的一种多发性疾病，其发病机制相对较多，根据患者不同头痛症状判断发病机制，在头痛的不同部位进行针灸治疗，以达到最佳的治疗效果。头痛患者采用中医针灸治疗的效果相比于西药治疗来说更加理想，能够有效提高头痛治疗的有效率，具有较好的安全性，值得临床推广和使用。

下面针对针灸治疗头痛的治疗以及预防进行概述。

【辨证分型】

1.外感头痛

主症：头痛连及项背，发病较急，痛无休止，外感表证明显。

2.肝阳上亢

主症：多表现为头痛、头胀或抽痛，心烦易怒，面红目赤，口苦，舌红，脉弦。部分患者常因精神因素而发病。

3.气血不足

主症：头痛头昏，痛势绵绵，休息痛减，动劳则甚，神疲，心悸，面色少华，舌淡，脉细。

4.瘀血头痛

主症：痛处固定，痛如锥刺，舌有瘀斑，脉细涩。

【针灸治疗】

1.外感头痛

治则：祛风通络，止痛。以手太阴肺经、督脉及足少阳胆经穴为主。

取穴：百会、风池、列缺、太阳。

配穴：风热头痛加大椎、曲池；风寒头痛加风门（拔火罐）；风湿头痛加阴陵泉、头维。

操作方法：风热头痛用泻法，不留针；风寒头痛用泻法，不留针；风湿头痛用泻法，留针。

2.肝阳上亢

治则：平肝潜阳。以足少阳胆经、足厥阴肝经穴为主。

取穴：悬颅、颔厌、行间、风池、太冲。

操作方法：针宜泻法。

3.气血不足

治则：益气养血，和络止痛。以督脉、任脉、足阳明胃经、足太阴脾经、足少阴肾经穴为主。

取穴：百会、上星、血海、气海、关元、足三里、三阴交、太溪。

操作方法：针宜补法。

4.瘀血头痛

治则：行气活血，化瘀止痛。

取穴：分经取穴、阿是穴、合谷。

操作方法：针宜泻法。

【其他疗法】

1.耳穴疗法

常用穴：额、枕、神门、皮质下、枕小神经。

操作方法：以胶布固定王不留行籽贴压于上述穴位，每次保留3天。

2.火针或点刺放血（适合痛定不移者）

常用穴：局部取穴。

操作方法：火针点刺或放血。

3.电针疗法

常用穴：根据头部痛点部位各选两对穴。

操作方法：毫针针刺得气后加电针，用疏密波，频率为20~60Hz。

【预防措施】

1.生活习惯调节

生活应有规律性，起居定时，平时注重参加体育锻炼，以增强体质，抵御外邪。特殊人群依自身情况进行对应性调节。

2.饮食调节

平衡饮食的情况下对症进行饮食调节，避免饮食偏嗜。例如肝阳上亢者应少食或不食蟹、虾等发物，以免动风使病情加重；痰浊者宜食清淡之品，勿进肥甘之品，以免助湿生痰。特殊人群应依据特殊情况进行饮食调整。

3.心理因素调节

在工作生活中应学会适度放松，找到发泄不良情绪的方法，如培养兴趣爱好，分散注意力，消除紧张焦虑的心情。平时减少熬夜，注意休息。另外，对于儿童来说，要及时对患儿进行学业压力疏导，需要学校和家庭的双向沟通与配合。对于患者来说，需要医生与家属的双向配合引导，舒缓病痛带来的焦虑等。

二、偏头痛的针灸治疗方案

近年来针灸治疗偏头痛的临床研究日益广泛，针灸治疗偏头痛对比药物治疗具有疗效确切、操作简便、毒性及不良反应少、成本低、易被患者接受等优点，适合在临床中推广应用。中医学认为偏头痛属于"风"的范畴，称之为"头风"或"偏头风"，主要分为外风和内风。而疼痛的部位多集中在额部、颞部和枕部，与手足少阳经、足太阳膀胱经、足厥阴肝经、督脉、跷脉等经脉循行相关，其中最常见的证型主要有肝阳上亢、气滞血瘀、风邪上扰、气血不足。

【辨证分型】

1.肝阳上亢

主症：头痛、头胀或抽痛，以头痛为主，多偏于一侧头痛剧烈，心烦易怒，面红目赤，口苦，舌红，脉弦。部分患者常因精神因素而发病。

2.气滞血瘀

主症：一侧头痛反复发作、痛无定时，但有定处，痛如针刺，痛剧则难忍，舌质紫暗或多瘀斑，脉弦或涩。

3.风邪上扰

主症：头晕头痛，伴头项强痛，恶风，易与寒湿燥热合而为病。头痛病程短。风寒头痛表现为发热恶寒，鼻塞流涕，无汗不渴，脊背酸痛，偏头痛、正头痛或后头痛，喜热畏寒，舌苔白滑，脉浮滑。风热头痛以发热恶风，口渴心烦，鼻塞头痛为主。风湿头痛表现为微热恶风，肢节酸痛，头痛身重，一身尽痛，遇风益甚，小便赤涩，舌苔腻，脉浮缓。

4.气血不足

主症：头痛绵绵伴眩晕，面色无华，肢体倦怠，心慌或悸，口唇淡白，舌质淡，脉沉细无力。

【针灸治疗】

1.肝阳上亢

治则：平肝潜阳，息风止痛。

主穴：局部取穴。

配穴：风池、行间、足窍阴以平肝息风。

操作方法：泻法，留针。

2.气滞血瘀

治则：活血镇静，通络止痛。

主穴：阿是穴。

配穴：双侧三阴交、合谷、列缺、膈俞、血海、足三里。

操作方法：合谷得气后采用捻转补法，膈俞、三阴交得气后采用捻转泻法，每次留针30分钟，每隔10分钟行针1次。

3.风邪上扰

治则：祛风止痛。

主穴：风府。

配穴：风寒头痛针刺大椎、列缺，后头痛配昆仑；风热头痛针刺外关、太阳、风池，前头痛取上星、印堂；风湿头痛针刺大椎、丰隆、头维、三阴交、阴陵泉。

操作方法：风寒头痛采用泻法，不留针，风府加灸；风热头痛采用泻法，不留针；风湿头痛采用泻法，留针。

4.气血不足

治则：补气养血，止痛。

主穴：风池、上星、百会、足三里、三阴交、内关、血海、膈俞、气海。

操作方法：补法，灸气海、关元。

【其他疗法】

1.耳穴疗法

（1）耳穴放血：选取两侧耳背静脉进行放血，点刺耳穴颞、枕、胰、胆、神门、交感、皮质下、内分泌，7~10天治疗1次，连续治疗3次为1个疗程。

（2）耳针：主穴选取一侧的颞区、脑点、皮质下。配穴选取另一侧的耳穴，女性患者加卵巢区；丛集型偏头痛加跟区；基底动脉型偏头痛加脑干区、枕颈区；眼肌瘫痪型偏头痛加脑干；内脏型偏头痛和典型偏头痛加胃区。

操作：0.5~1.0寸毫针斜刺或平刺耳穴。每天针刺1~2次，每次留针20分钟，留针期间行针2~3次，用中等强度捻转手法，捻转幅度为2~3圈，捻转频率为每秒2~4转，每次行针5~10秒。

（3）耳穴贴压：取穴同耳针。

操作：用王不留行籽进行贴压。常规消毒后将王不留行籽固定于选用的耳穴，每穴固定1粒，让患者每天自行按压3~5次，每个穴位每次按压2~3分钟，按压的力量以有明显痛感但又不过分强烈为度。隔2~3天更换1次，双侧耳穴交替使用。

2.经筋疗法

该法由经筋手法、经筋针刺、拔罐疗法三部分组成，诊疗原则是"以灶（痛）为腧""松筋解结"。对偏头痛患者按"四区""三线"寻找病灶，四区即颞筋区、额筋区、枕筋区、耳前筋区。三线即颞上线（以鬓角为圆心，以圆心到眉毛中点为半径，画弧为上线）、颞中线（以鬓角为圆心，以圆心到眉毛外端为半径、画弧为中线）、颞下线（以眉毛外端到枕骨粗隆的连线），在"四区""三线"内可查出粗糙、小颗粒状结节，触压疼痛异常，即定为"阳性筋结点"或"病灶点"。一般偏头痛可查到3~5个病灶点。先采用拇指指尖切、按、刮、点、揉法对"筋结点"进行松筋解结，重点对颞筋区进行充分松筋理筋。手法松筋后，采用28号1~2寸毫针进行"固灶行针"，即用左手拇指指尖切压固定病灶点，右手持针行刺，要求针达病灶，使病灶点出现酸、胀、麻、痛或向周围放射后即可出针。在太阳穴部位加拔火罐10分钟左右即可。隔天施治1次。

3.推拿疗法

肝阳上亢型偏头痛患者可进行颈部推拿治疗，操作如下：①患者治疗时采用仰卧位，医者用手指指腹或手指偏锋对头部印堂、攒竹（双）、鱼腰（双）、丝竹空（双）穴位进行按揉操作，接着用指腹或小鱼际对太阳穴（双）进行按揉操作，用双手手指的指腹对头皮进行扫散，操作时间为5分钟。②继用一指禅按拨操作法对头部两侧的少阳经循行部位，从前发际至后发际线，反复地从前到后或者从后到前沿一个方向按拨刺激5~8遍，针对胀痛感较重的一侧进行重点按拨，操作时间为5~8分钟。③继上势，患者调整体位为俯卧位，医者用一指禅拨揉法对患者颈项部两侧（从风池至风门的连线），治疗时如果有一侧胀痛感明显，则对该侧颈项部进行重点操作施术，操作时间为5~8分钟。④继而拿捏两侧风池、肩井各1分钟，用指尖点按脚底两侧涌泉、太溪穴1分钟，结束手法治疗。

4.针刺与透灸结合疗法

针刺取穴：角孙、外关、丘墟、太溪、百会、风池。操作时患者取坐位，角孙、外关、丘墟、太溪（双）4个穴位消毒后，选用1寸毫针，角孙平刺进针0.3~0.5寸，外关直刺进针0.5寸，丘墟、太溪直刺进针0.3~0.5寸，得气后行平补平泻法，留针30分钟。针刺的同时，透灸百会、风池（单侧）两穴。选取一根陈艾，点燃艾条的一端后，操作者一手的中、食二指分开风池、百会处的头发，另一手拿艾条对准施灸穴位。刚操作时要保持一定的距离，不可太近，以患者自觉温热感为宜，待患者耐受之后，再逐渐靠近头部，但不能出现烫伤的情况，透灸同时询问患者是否感受到温度升高，热量是否向深层渗透，灸至头皮发红、出汗为最佳，每穴大致需要50分钟。治疗每周3次，1周为1个疗程，连续治疗4个疗程。

【预防措施】

1.药物预防

目前偏头痛预防性治疗药物常见的主要有：β受体阻滞剂、抗癫痫药物、钙通道阻滞剂、5-羟色胺受体拮抗剂、血管紧张素转化酶抑制剂、三环类抗抑郁药等，例如托吡酯、丙戊酸钠、阿米替林、美托洛尔、普萘洛尔、噻吗洛尔等。其中儿童偏头痛用药需特殊注意。

2.非药物预防

偏头痛是多因素共同作用的结果，其中外界诱因包括精神心理因素、生活及工作环境因素、气候因素、饮食因素等。

（1）精神心理因素调节

随着现代社会生活节奏的加快，各类人群都会面临着来自社会各方面不同程度的压力，因此调适心理状态，保持良好的情绪在减少偏头痛发作过程中显得尤为重要。精神心理因素如紧张、情绪激动、睡眠过度或过少、月经等也可诱发。所以平时需要注重精神心理方面的调节，成年人需要适时调节自己的心理状态，必要时可咨询心理医生，切勿讳疾忌医；对于经期偏头痛患者，容易受到月经激素水平的影响，情绪波动较大，经前宜保持良好的心理状态，找寻适合自己的倾诉方式；对于小儿偏头痛患者，家长在生活和学习中需要多关注儿童心理状态和需求，和老师共同配合及时解决，劳逸结合；对于术后患者，需要家属和医院共同做好患者术后的心理建设，以稳定平和的心态完成术后恢复。

（2）生活及工作环境因素调节

生活及工作环境的不适应也会诱导偏头痛发作，如过劳、生活以及工作压力过大、强光、青少年学业过重、家庭氛围紧张等都会成为诱因。现今许多成年人因生活琐事繁多加之工作压力大引起偏头痛，故而在日常生活中，需要家人相互配合共同营造轻松舒适的家庭环境，环境要安静，室内光线要柔和。

（3）气候因素调节

对于外感偏头痛患者，极易受到气候变换因素的影响。平时需要注重养成良好的生活习惯，起居有时，加强身体锻炼，增强身体抵抗力以抵御外邪。

（4）饮食因素调节

含酪胺的奶酪、含亚硝酸盐防腐剂的肉类和腌制食品、含苯乙胺的巧克力、食品添加剂如谷氨酸钠等，均会诱发偏头痛，所以偏头痛患者平时需要注重平衡饮食，注意增加维生素和矿物质的摄取，例如瘦肉、谷类、奶类、新鲜的蔬菜和水果等食物，有助于保护神经、心脏、血管功能，还有助于抗压、稳定情绪，可有效防止偏头痛发作。对于儿童和术后患者等特殊人群，需要按身体需要进行饮食结构调节。

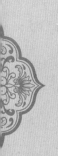

第八章
特殊人群头痛与偏头痛的防治

头痛与偏头痛为临床常见病，中医病因病机复杂多样，多为感受外邪、情志郁怒、饮食不节、内伤不足以及外伤久病等导致，但总体无外乎分为外感和内伤。其次辨证分型较多，主要分为六经辨证和脏腑辨证。其中六经辨证主要为阳明经、少阳经、太阳经和厥阴经；脏腑辨证主要涉及心、肝、肾、胆等。《黄帝内经》曰："上工治未病，不治已病，此之谓也。""治未病"即采取相应的措施，防止疾病的发生发展。其在中医中的主要思想为未病先防和既病防变，充分说明了预防的重要性，尤其对小儿、月经期女性和手术术后恢复期患者等这些特殊人群尤为重要。

第一节　小儿头痛与偏头痛的防治

一、小儿头痛

头痛在儿科临床上是最常见的疾病之一，尤其以少年期的发病率较高。根据国内调查统计显示，2岁以下的儿童多不会诉说，头痛发病率较低；2岁以后开始增多，但6周岁以下儿童仅占发病总数的20%；8周岁左右的儿童患病率为10%，14周岁左右的儿童发病率为20%。由于小儿自身的特殊性，头痛病因较为复杂，并且大部分原因尚不明确。

【西医病因】

由全身感染性疾病引起的头痛所占比例较大，达65%以上，临床如没有合并其他精神系统症状，宜先从全身感染性疾病上考虑。如高热、败血症、流感、高血压、鼻窦（副鼻窦）炎等。神经系统疾病约占10%，除有头痛症状外，常合并有神经系统其他症状和体征，如抽搐、昏迷、精神异常、颈强直、病理反射、感觉障碍、颅神经异常等。除以上两大病因外，以心因性头痛、紧张性头痛和偏头痛为多，这部分患儿往往有一定家庭史和心理障碍史，所以环境和心理因素也是影响小儿头痛的因素之一。

【中医病因】

小儿脏腑成而未全，全而未壮，心、肝之气有余，而肺、脾、肾不足。少阳有若春日风木，肝气有余分为生理、病理两个方面，小儿的快速发育需要肝气有余，诚如《育婴秘诀》所云："盖肝之有余者，肝属木，旺于春，春乃少阳之气，万物之所资以发生者也。儿之初生曰芽儿者，谓如草木之芽，受气初生，其气方盛，亦少阳之气，方长而未已，故曰肝有余。有余者，乃阳自然有余也。"但是小儿自身阴阳平衡机制尚未达到稳定状态，致使肝气容易相对偏盛，而出现各种病症，比如头痛。小儿头痛的病因多样，除外感风寒湿外，肝阳上亢、湿热痰浊、气滞血瘀、气血亏虚等皆可致病。但究其根本不外风、痰、瘀、虚四类。小儿初生，少有顽痰、瘀血之患，其头痛病因以风邪为主。风邪分为外风、内风，其中风寒、风热皆为外风。外风头痛，散其外邪而痛亦止，不致缠绵不休。内风头痛，因其病位在里，且小儿肝常有余，调养不当常致头痛经久难愈。

【鉴别诊断】

鉴别主要根据病史、发病特点、神经系统体征和心电图（ECG）、血常规、血压、脑电图（EEG）、颅脑CT、颅脑MRI、经颅多普勒超声（TCD）、脑脊液检查等必要的临床辅助检查资料。

1.偏头痛

发病年龄多在8~14岁，头痛性质多为搏动性、单侧性，常伴恶心、呕吐或腹痛，休息或睡醒后头痛消失或缓解，大多有偏头痛家族史，EEG检查可有异常脑电波出现。

2.心因性头痛

即精神心理因素引起的头痛，约占7.6%，发病年龄多为7~14岁儿童，头痛性质多不明确，并且给予暗示治疗后头痛多会好转或消失，所有体格检查及神经系统辅助检查均未见异常，排除器质性疾病。

3.紧张性头痛

又称肌收缩性头痛或神经性头痛，多发生在7~15岁儿童，主要表现为颈部、头部压迫感、沉重感，有的伴有神经衰弱症状如失眠、突然大声叫喊等，头痛常于午饭前、晚饭前加重，并自觉疲乏无力。经适当休息、玩耍、增加营养或控制原发病，头痛症状可逐渐减轻。所有体格检查以及神经系统检查均未见异常。

4.蛛网膜下腔出血

突然剧烈头痛，常伴有恶心、呕吐，此外，抽搐发作和意识障碍在小儿中较成人多见，亦伴有颈项强直等脑膜刺激征。颅脑 MRI、颅脑 CT 均有影像学改变，另外腰椎穿刺脑脊液呈现均匀血性和黄色也是鉴别的重要临床指标。

5.急性脑膜炎

无论是细菌性或病毒性脑膜炎均可有急性头痛，常伴有恶心呕吐、颈项强直等脑膜刺激征。但新生儿脑膜炎可以无脑膜刺激征表现，而只表现为哺育不良、频繁呕吐或前囟饱满等。本病伴有发烧，而且腰椎穿刺脑脊液呈炎性改变，可与蛛网膜下腔出血相鉴别。

此外，其他颅内因素如中枢神经系统感染、颅内占位性病变、头颅创伤、脑血管畸形、颅内高压、癫痫头痛等；颅外因素如眼、耳、鼻、口、齿、颈等头面部器官疾患；全身因素如急性全身性感染性疾病、慢性全身疾病、心血管病、急慢性中毒、缺氧等方面分析病情，应根据相对应的病史及体征提供的线索，选择并结合必要的实验室检查，如血常规，以及 ECG、脑脊液检查、EEG、TCD、颅脑超声、颅脑 CT 或颅脑 MRI、鼻窦 CT 等辅助检查，相对应的实验室检查及影像学检查均会有相应的临床改变，进而不难鉴别。

【辨证分型】

小儿头痛病因各异，病程久暂不一，有些患儿头痛长达数月、数年之久，颇感痛楚。小儿体质有异于成人，其生理病理特点亦如此，所以，对于小儿头痛的治疗应基于儿童的自身特点进行辨证施治。

1.外感头痛

（1）风寒头痛：头痛恶寒，一侧或满头皆痛，痛常连眉引目或连项背，遇寒痛增，鼻塞，苔薄白，脉浮紧。

（2）风热头痛：头痛如裂，阵发性，口渴喜冷饮，发热恶风，溲赤或便秘，舌红苔黄，脉浮数。

（3）风湿头痛：头重如裹，昏沉作痛，阴雨潮湿加重，纳呆，四肢困乏，苔白腻，脉浮滑。

2.内伤头痛

（1）痰湿头痛：头额昏痛如裹，胸脘痞闷，恶心呕吐，吐涎便溏。舌苔白腻，脉滑。

（2）血瘀头痛：头痛反复发作，痛无定时，但有定处，痛如针刺，痛剧则难忍，大都患有外伤史或脑震荡史。舌质紫暗或多瘀斑，脉弦或涩。

（3）肝阳头痛：头痛中午较重，痛以两侧为主，尤以左侧为甚，心烦易怒，时为呕恶，耳鸣目眩，夜寐不宁，头重足轻，面赤口苦。舌质红，脉弦数无力。

（4）血虚头痛：痛兼眩晕，以眉棱骨处尤甚，午后或晚间多发，早轻夜重，时发时止，眼花或眼前发黑，面色无华，肢体倦怠，心慌或心悸，口唇淡白。舌质淡，脉细弱无力。

（5）气虚头痛：头痛绵绵，清晨及过劳易发，早重晚轻，疲惫乏力，嗜睡纳差，肢冷畏寒，面色㿠白，心慌心悸。舌淡嫩而胖，少苔，脉沉细无力。

【针灸治疗】

1.外感头痛

（1）风寒头痛

治则：疏风散寒。

取穴：风府、风池、风门、后溪。

配穴：前头痛加上星、阳白；偏头痛加率谷、太阳；后头痛加天柱、后顶；若寒邪侵犯厥阴经者，加大敦灸之。

手法：泻法，不留针。风府、风门加灸。

（2）风热头痛

治则：清疏风热。

取穴：风池、上星、外关。点刺太阳、攒竹、丝竹空。

配穴：若大便燥结者，加支沟、天枢、内庭。

手法：泻法，不留针。

（3）风湿头痛

治则：祛风胜湿。

取穴：风池、头维、通天、合谷、三阳络、足三里。

配穴：头痛发生于夏季暑湿甚者，加曲池、阴陵泉、太阳、合谷。

手法：泻法，留针。

2. 内伤头痛

（1）痰湿头痛

治则：化痰消浊，健脾利湿。

取穴：百会、印堂、丰隆、中脘。

配穴：痰湿郁久化热者，加泻内庭；呕吐者，加内关；便溏者，加天枢。

手法：针用平补平泻法，灸中脘。

（2）血瘀头痛

治则：活血化瘀，行气定痛。

取穴：合谷、三阴交、印堂，阿是穴放血。

配穴：眉棱骨痛加攒竹；侧头痛加太阳；后头痛加天柱、风池；头顶痛加四神聪；久病气血不足加脾俞、足三里、气海。

手法：补泻兼施，补合谷，泻三阴交。

（3）肝阳头痛

治则：平肝潜阳。

取穴：率谷、头维、膻中。

配穴：肝肾阴虚加肝俞、肾俞、太溪，用补法；肝阳偏旺加期门、太冲，用泻法；眩晕加四神聪。

手法：补太溪，其他穴用泻法。

（4）血虚头痛

治则：补气血，益心脾。

取穴：风池、上星、百会、足三里、三阴交、内关、血海、膈俞。

手法：补法。

（5）气虚头痛

治则：补中益气，升阳止痛。

取穴：上星、足三里、三阴交、内关、百会、气海。

手法：补法，灸气海、关元。

二、小儿偏头痛

偏头痛可见于任何年龄的儿童，特别是青春期前后的女孩，6~12岁的患病率是2%~5%，14岁左右是10%。儿童偏头痛的临床症状在不同年龄的患儿表现是不完全相同的。2岁以下的患儿因不能叙述自己的症状，偏头痛主要表现为发作性的一侧眼睑下垂，这种症状可持续几小时到几周。在眼睑下垂的同时可观察到患儿的不适感，同时伴有面色苍白、恶心、呕吐，并可能伴有腹痛或头痛。学龄前的患儿偏头痛主要表现为腹痛和头痛，在发作时可伴有面色苍白、恶心、呕吐。这些伴随症状持续时间较长，无群集发作的现象，也不伴有同侧自主神经功能紊乱症状。

【临床特点】

小儿偏头痛的临床特点与成人比较有许多不同之处，①发作持续时间短，但发作次数较频；②双侧头痛多见，单侧头痛相对少见；③视觉症状及头痛为搏动性较少见；④胃肠道症状突出，常伴有恶心、呕吐、腹痛；⑤有家族遗传史者多见；⑥伴夜尿、夜惊、睡行症、晕车晕船者多见。

【临床分型】

1.有先兆的偏头痛

多数患儿先兆先于偏头痛发作，或与偏头痛同时发作，偶尔在偏头痛后发作，个别只有先兆而没有偏头痛发作。其中视觉先兆最常见，疼痛开始于一侧额颞部、眶上或眶后，偶尔出现在顶部或枕部，疼痛逐渐加重，呈搏动性，可扩展到半侧头部或上颈部，甚至全头痛，并有伴随症状，如恶心、呕吐、腹痛、面色苍白、感觉兴奋性增高、畏光、畏声，有的怕异味，一般持续2~3小时，于睡后自行缓解。少数头痛发作持续时间短则几分钟，长者多达1~2日。发作诱因多为疲劳紧张、睡眠不足、焦虑恼怒，有时因吃酪胺类食物如巧克力等，偶有患儿因感冒诱发。

2.无先兆的偏头痛

此型在小儿发作性头痛中最常见，据统计约占75%。头痛前多没有先兆症状，但常有一些非特异的症状，如嗜睡、疲劳、周身不适、食欲减退等。头痛程度比典型偏头痛轻，持续时间多为0.5~2小时。

3.复杂型偏头痛（变异型偏头痛）

①眼肌瘫痪型偏头痛：头痛伴眼肌瘫痪可在头痛前或后或同时发生，以上眼睑下垂最常见，重者眼外肌全部麻痹，伴瞳孔散大，眼球固定，光反应消失，当有偏头痛病史及偏头痛家族史者较易诊断。眼肌麻痹在头痛消失后仍可持续一段时间，而后恢复。第1次发作多在12岁以前，有时可见于婴幼儿，头痛发作时因不会诉说，仅表现为哭闹不安、呕吐、拍头、抓头发、面色苍白、精神萎靡。②偏瘫型偏头痛：通常有家族史，头痛开始或头痛不久出现头痛对侧肢

体瘫痪，可伴有瘫痪肢体麻木，持续时间长时可致瘫痪。偏瘫一般较轻，持续数小时至1~2日，重者可达数日，一般均能完全恢复。③基底动脉型偏头痛：此型小儿比成人多见。女孩患病率高于男孩，有明确的起源于双侧枕叶或脑干的先兆症状，视觉异常、复视、失明、眩晕、耳鸣、听力减退、共济失调、构音障碍，持续数分钟或数十分钟，而后出现枕区搏动性疼痛，甚至出现晕厥，也可有梦样状态。④偏头痛先驱或与偏头痛有关的周期性综合征：即偏头痛等位症，呈周期性发作，与偏头痛发作有相似的间歇期及相同的诱发因素，应用治疗偏头痛的药物同样有效。

【诊断标准】

1.反复发作性的偏头痛，间歇期完全正常，排除其他器质性疾病引起的偏头痛。

2.具备以下6条中的3条即可确诊①头痛发作时伴有恶心、呕吐，头痛时或不头痛时有发作性腹痛；②偏侧头痛；③搏动性头痛；④短期休息或睡眠后症状缓解；⑤视觉异常；⑥有偏头痛的家族史。

【六经辨证】

病因多样，病情往往比较顽固，不易速愈。详细病因分类可根据疼痛性质、伴随症状、舌象、脉象，按疼痛部位归经。主要选取膀胱经、胆经、三焦经，按经络、按部位结合进行选穴配穴治疗小儿偏头痛。

1.阳明头痛

多表现在额面部，以前额为甚，痛连目珠，同时可见高热有汗，不恶寒反恶热，口鼻干燥，心烦少寐，腹胀便结，甚则谵语等。

2.少阳头痛

多表现为侧头部的疼痛并连及耳部，并可兼有寒热往来，目眩干呕，胸胁苦满等症。

3.太阳头痛

主要见于前额、巅顶、枕部疼痛连及项、背，或由项连肩。通常所说的太阳头痛以后头部疼痛为主或连于项。多表现为头部紧束作痛，伴有恶寒发热、腰脊疼痛、脉浮紧等。

4.太阴头痛

多表现为头身重着，如有物裹，同时可兼有腹满而吐、痰多身困、时腹自痛、舌苔白腻、脉沉等症。

5.厥阴头痛

巅顶疼痛，干呕，吐涎沫或四肢厥冷，舌淡苔白滑，脉细迟或弦细不数。伴胸脘不适，面色欠华，气短，微出冷汗，不欲饮食，头晕，目眩等症。

6.少阴头痛

多表现于后头部及巅顶部。多因寒邪入侵少阴经脉所致，表现为虚实夹杂之证，多兼见无热恶寒、四肢厥冷、胸腹满闷、下利清谷而呕不能食、脉微细等症。

【针灸治疗】

1.阳明头痛

治则：清热泄邪。

选穴：曲池、内庭、合谷、复溜、大椎、天枢、大肠俞、足三里等穴。

2.少阳头痛

治则：和解少阳。

选穴：足临泣、外关、大椎、风池、内关、期门、丘墟、太冲等。

3.太阳头痛

治则：疏风散寒。

选穴：以足太阳膀胱经穴为主，如大杼、风门、风府、肺俞、京骨等。

操作：针用泻法，迎而夺之，或加以火罐。

4.太阴头痛

治则：温中健脾，散寒通络。

选穴：中脘、神阙、天枢、脾俞、丰隆、足三里等。

5.厥阴头痛

治则：温肝暖胃，降逆止痛。

选穴：百会、内关、公孙、中脘、太冲等。

6.少阴头痛

治则：温经散寒，恢复阳气。

选穴：关元、气海、命门、三阴交、太溪、神门等，前三穴多用灸法。

【预防】

1.药物性预防

（1）药物性预防的标准：①若偏头痛发作频繁，每月≥3次，每次发作持续时间>48小时；②疼痛严重及抗偏头痛急性发作药物治疗无效；③药物产生严重的不良反应；④先兆期持续时间过长。必须符合以上标准时才开始进行药物预防。

（2）药物：常用的预防偏头痛发作的一线药物有普萘洛尔、丙戊酸，二线的药物有钙拮抗剂盐酸氟桂利嗪。

（3）注意事项：需要严格掌握偏头痛的诊断标准。①应从小剂量开始，逐渐增量；②至少持续服用3个月的时间来观察疗效，不要随便更换药物；③在预防起效者中，服用9~12个月以后，鉴于偏头痛是自限性疾病，所以应该逐渐停药观察；④预防用药也并不是根治性药物。目前市场上能减少发作频率达到50%以上的药物不多，因此药物预防时不能盲目加量，不能选择已知的无预防作用的药物，而且不是所有抗癫痫药物或钙拮抗剂均是有效的预防偏头痛的药物。

2. 非药物性预防

（1）针刺：针刺使用率最高的腧穴依次为风池、率谷、百会、太冲、合谷、外关、头维、丝竹空、列缺和足临泣，以足少阳胆经穴为主。

（2）推拿：①揉按太阳穴：可以在晨起之前和晚上睡前，用双手中指指腹揉太阳穴，首先顺时针方向揉7~8圈，然后再逆时针揉7~8圈，反复多次，连续数日。②梳摩疼痛点：将双手十指指尖，放在头部最痛的地方，像梳头那样进行轻度的快速梳摩，每次梳摩往返100次，每天早、中、晚饭前各做1次。

（3）生活习惯：①热水浸手：可将双手浸没在温热水中，以手入水后能忍受的极限为度，一般坚持浸泡半个小时左右，这样可使手部血管扩张，也可使脑部血液相应减少，从而减轻偏头痛。②饮食预防：偏头痛患儿在平时的生活中，在均衡饮食准则下，注意补充维生素B族与维生素C以及含镁比较丰富的食物，其中维生素B族富含于瘦肉、全谷类、奶类等食物中，其既有助于保护神经、心脏、血管功能，还有助于稳定情绪，防止诱发偏头痛。富含维生素C的食物首要是新鲜蔬果类，如番石榴、奇异果、青椒、芥菜等，均具有很好的抗氧化及抗压力效果。含镁比较丰富的食物如杏仁、核桃、花生、海带、大豆、杂粮以及各种绿叶蔬菜等，其可有效缓解偏头痛的症状。

第二节　经期偏头痛

经期偏头痛又称经行头痛，是指妇人每逢经期或经行前后，出现以头痛为主要症状的疾病。它是一种与卵巢周期性变化有关的特殊类型偏头痛，占女性偏头痛的60%以上，发病年龄多在月经初潮后的青春期发病。月经性偏头痛多为无先兆偏头痛，发作通常持续时间较长，可达4~5天，与月经持续时间相当，可分为单纯性月经性无先兆偏头痛和月经相关性无先兆偏头痛。由于女性特有的生理特点，在月经前后，血清中的雌二醇浓度降低，引起颅内外血管及子宫血管对某些因素更敏感，从而引起血管张力的变化，使一部分敏感的患者发生头痛。加之不良生活习惯，如：缺少运动、睡眠时间不足、生活没有规律、饮食不规范等。环境因素如电磁辐射、电子产品屏幕、镁光灯、强力阳光等，这些因素均会引起眼睛疲劳引发头痛。精神压力因素如现代都市紧张的生活和工作压力，使大脑神经始终处于紧张的状态，容易导致女性精神压力过大，从而影响月经的规律，甚至引起经期偏头痛。另外，经期偏头痛同样具有家族遗传性。

【诊断标准】

头痛大多为单侧，或左侧或右侧，也可见于巅顶部或太阳穴，表现为锥刺样疼痛，或抽掣样疼痛，并随着月经周期呈规律性每月发作2次以上。同时需排除外感头痛、经期高血压及一些神经系统的器质性病变。

【辅助检查】

1. 内分泌测定

雌二醇、孕酮放射免疫测定可提示二者比例失调，血中雌二醇值异常。

2. 影像学检查

椎动脉造影无异常发现。

3. 实验室检查

血、尿常规和电解质均在正常范围。

【病因病机】

1. 肝热蕴结

妇女情志抑郁，肝气多滞，五郁过极皆可化火，故致肝火亢盛。经行时冲脉偏亢，肝火随冲气上逆，而致经行头痛。

2. 瘀血凝滞

哀怒忧思，意欲不遂，肝用过强，失于调达，气机失宣，气止则血止，故瘀血内阻，脉络不通，血随肝脉循巅入脑发为头痛。

3. 气血虚弱

素体不足，气血虚弱，或脾胃不健，化源不足，经脉空虚，脑失所养则致不荣而痛。

【辨证分型】

在辨证上宜分气血。在血分者，有血虚、血瘀之分，临床上需要结合脉象以及兼证之虚实加以辨析。在气分时，多由气郁化火、气火冲腾所致。

1.血虚头痛

经量过多，经期或经后头痛头晕，心悸少寐，神疲乏力，面色少华。舌淡苔薄，脉虚细无力。

2.肝火头痛

经行头痛剧烈，兼有头晕目眩、烦躁易怒、口苦咽干等症。舌红苔黄，脉弦而数。

3.瘀血头痛

经前或经期出现剧烈头痛，经色紫暗有块，伴小腹疼痛拒按。舌暗或边尖有瘀点，脉弦细而涩。

【针灸治疗】

1.血虚头痛

治则：养血益气，调经止痛。

取穴：足三里、三阴交、百会、上星。

操作：足三里、三阴交均直刺，进针1~2寸，施提插捻转补法。百会、上星可向后沿皮刺，进针0.5~1寸，施捻转补法。

方义：足三里为足阳明之合，三阴交为足三阴之会，两穴互相配伍，峻培后天之本，功能益气养血。百会、上星均为督脉穴，可醒脑行气以止痛。

2.肝火头痛

治则：清泻肝火，醒脑息风。

取穴：百会、风池、阳辅、太冲、三阴交。

操作：百会沿皮向后刺，进针0.5~1寸。风池向对侧鼻区方向斜刺，进针1~1.5寸，施提插捻转泻法。阳辅、三阴交均直刺，进针0.5~1寸，施提插捻转泻法。太冲直刺，进针0.5~1寸，施捻转泻法。

方义：百会为手足三阳经与督脉之交会穴，风池为足少阳胆经与阳维脉之交会穴，二者配合，可镇摄炎上之火，醒脑息风。肝胆互为表里，肝经上行巅顶，胆经上行两颞，肝火上炎必然导致胆热亢盛，故取胆经之阳辅配肝经之原穴太冲，以清肝胆。配三阴交，既可滋阴降火，又能和血调经。

3.瘀血头痛

治则：活血化瘀，通络止痛。

取穴：风池、太阳、合谷、三阴交、太冲。

操作：风池刺法同前。太阳直刺，进针0.5~1寸，施捻转泻法。合谷直刺，进针1~1.5寸，施捻转平补平泻法。三阴交直刺，进针1~2寸，太冲直刺，进针0.5~1寸，均施捻转泻法。

方义：风池可通胆经止痛。太阳为经外奇穴，为治疗偏正头痛之经验效穴。阳明经为多血多气之经，手阳明原穴合谷配以三阴交，可疏调气血，荡涤胞中之瘀。太冲为肝经原穴，亦具活血化瘀之功效。

【其他疗法】

1.耳穴

（1）少阳头痛

主穴：肝、胆、额、太阳。

配穴：神门、皮质下、交感、内分泌、肾。

（2）阳明头痛

主穴：肝、脾、胃、眼。

配穴：神门、皮质下、交感、内分泌。

操作：每次按压5~15分钟。

2.穴位注射

主穴：风池、率谷、百会。

配穴：太冲、合谷、外关、丝竹空、头维、列缺、足临泣、四神聪。

操作：每次选取1处主穴和2~3处配穴，每个穴位注射1ml维生素B_{12}注射液。

3.火针

选穴：率谷（双）、头维（双）、百会、阿是穴。

操作：在针尖及前部针身烧热呈白亮时迅速垂直点刺穴位。

4.刺络放血

双侧肝俞、膈俞、心俞，迅速斜刺入皮下1~2mm，散刺2~3针，并留罐5~10分钟，使拔罐部位出血1~3ml。

5.灸法

选取痛区、攒竹、头维、太阳等。一般1穴灸1壮，以灸处有轻微灼热感为度。

【预防】

1.针灸预防治疗

于月经来潮前疼痛未发作时针刺预防取效较好。

（1）方案一

穴位：百会、神庭、本神（双）、率谷透角孙（患）、风池（患）。

操作：百会、神庭、本神平刺进针，平刺时先斜刺到帽状腱膜下再平刺并捻转，术者须感到针下明显阻力，患者胀（痛）得气；风池斜刺进针1寸，率谷透刺角孙直刺进针1寸，均用平补平泻行气手法，以得气为度，15分钟行针1次，留针30分钟。

频次：每周至少2次（包括月经期间）。

（2）方案二

穴位：大赫、中极、归来、三阴交。

操作：大赫、中极、归来、三阴交直刺进针1寸，均用平补平泻行气手法，以得气为度，15分钟行针1次，留针30分钟。

疗程：月经期前10天开始加用月经前预防性治疗穴位，至少3次，至月经期开始停用经前预防性治疗穴位。

第三节 术后恢复期头痛

术后头痛的发生是指头部（以及相邻的面、颈部）痛觉神经纤维受到物理或化学的刺激而产生动作电位和其向脑部的传导而产生的。术后头痛、头晕和恶心呕吐是全麻手术围术期最常见的并发症，发生率达20%~40%，严重影响了患者术后的恢复。其发生多与患者的基础条件、麻醉药物的使用和手术因素有一定的关联。但究其发生原因较为复杂，加之其为手术后出现头痛症状，具有一定的特殊性。所以必须把握辨证施治的原则，察其病因，然后在辨证的前提下，确定治则，针对病因和病位选穴。

【病因病机】

手术后患者作为一类特殊人群，术后头痛也较为常见。中医认为"正气存内，邪不可干""邪之所凑，其气必虚"，即头痛也和患者体质有关，由于患者经历一次手术创伤，其对自身抵御外邪的能力以及整个机体都有很大影响，首先术后抵御外邪能力下降而极易感受外邪入侵，同时手术创伤多伤气伤血，经气不畅而瘀血阻络，加之手术期间操作本身导致特有的神经损伤以及精神压力刺激，均为引起术后头痛的病因。进行治疗时需要考虑手术麻醉、部位与性质并结合常见病因病机来进行综合治疗。

【辨证分型】

1.术后外感头痛

（1）外感风寒：发热恶寒，鼻塞流涕，无汗不渴，脊背酸痛，偏头痛、正头痛或后头痛，遇寒痛增，喜热畏寒。舌苔白滑，脉浮紧。

（2）外感风热：以发热恶风、口渴心烦喜冷饮、鼻塞头痛为主，溲赤或便秘。舌红苔黄，脉浮数。

（3）外感风湿：微热恶风，肢节酸痛，头痛身重，一身尽痛，遇风益甚，小便赤涩。舌苔腻，脉浮缓。

2.术后内伤头痛

（1）气虚头痛：身热心烦，头痛恶寒，懒言厌食，倦怠少气，朝轻夜甚，自汗出。脉洪大。

（2）血虚头痛：怔忡健忘，发热体倦，夜不能寐，头痛目涩，精神不振，面白唇淡，纳差。脉沉细。

（3）瘀血阻络：多表现为偏侧头痛，多呈搏动痛或刺痛，病程长，或有头部外伤史。舌质暗或紫或有瘀斑，脉沉弦。

3.腰麻后头痛

多以两侧太阳及前额部居多，一般平时较轻，夜晚症状明显，起坐时则痛增。

【针灸治疗】

1.术后外感头痛

（1）外感风寒

治则：疏风散寒。

主穴：大椎、风府、列缺。

配穴：前头痛加上星、阳白；偏头痛加率谷、太阳；后头痛加昆仑；若寒邪侵犯厥阴经者，加大敦灸之。

手法：泻法，不留针。风府加灸。

（2）外感风热

治则：清疏风热。

主穴：外关、太阳、风府、风池。

配穴：前头痛加上星、印堂。

手法：泻法，不留针。

（3）外感风湿

治则：祛风胜湿。

主穴：风府、大椎、丰隆、头维。

配穴：三阴交、阴陵泉。头痛发生于夏季暑湿甚者加曲池、阴陵泉、太阳、合谷。

手法：泻法，留针。

2.术后内伤头痛

（1）气虚头痛

治则：补气，升阳止痛。

主穴：气海、关元、足三里、百会。

配穴：太白。

手法：补法。

（2）血虚头痛

治则：补血，益心脾。

主穴：心俞、膈俞、脾俞、足三里。

配穴：气海。

手法：补法。

（3）瘀血阻络

治则：活血化瘀，行气定痛。

主穴：合谷、三阴交、太阳、印堂，阿是穴放血。

配穴：眉棱骨痛加攒竹；侧头痛加太阳；后头痛加天柱、风池；巅顶痛加四神聪；久病气血不足加脾俞、足三里、气海。

手法：补泻兼施，补合谷，泻三阴交。

3.腰麻后头痛

主穴：风池、神庭、头维、合谷、夹脊。

配穴：巅顶痛加百会；眉周痛加印堂；枕后痛项强加昆仑；颞部痛加太阳；有恶心呕吐及身体虚弱加足三里。

操作：用提插法在得气后稍加捻转后留针15~20分钟，每日1次。

【药物治疗】

治疗用药多选用非固醇类抗炎药（主要指解热镇痛抗炎药）来止痛，效果较明显。例如阿司匹林、水杨酸钠、对乙酰氨基酚、吲哚美辛等。

【预防治疗】

1.药物性预防

在手术后可及时使用镇痛药，例如阿片类镇痛药和非甾体类抗炎镇痛药对术后切口痛有很好的预防和治疗作用，对术后头痛也有一定作用。但是这类药物都存在不良反应，如恶心呕吐、嗜睡、瘙痒和术后出血等，需谨慎应用。可配合使用新型药物P物质拮抗剂及镇痛药。

2.非药物性预防

（1）术前预防

①体位训练：术前可进行体位训练，以减少手术过程中因体位变化而引起的神经损伤。

②心理预防：术前的紧张、焦虑是术后头痛的危险因素，所以术前医护人员访视患者时，要解答其对手术的疑问，消除其紧张焦虑的情绪，并向患者及家属介绍手术医师的技术、手术的麻醉方式以及术后注意事项等，要尽量消除患者的压力和烦恼，做好个体化的心理疏导。

（2）术中预防

①缩短手术操作时间：医务人员术中操作要温柔，避免手术过度牵拉。切割组织时防止对重要神经的损伤。例如在切割的同时可封闭血管，可明显减少出血并缩短手术时间。

②术前行神经阻滞：例如枕大神经阻滞。术前枕大神经阻滞可有效预防术后由枕大神经缺血导致的枕大神经炎性头痛。

（3）推拿预防

由于一些手术要求体位不同，所以护理人员可在术前或者术中等待期间，对患者进行按摩手法操作以缓解因体位而引起的术后头痛。例如进行甲状腺切除术时，需要患者在手术过程中保持头部尽量后仰，肩背部垫高的特殊体位，患者下颏、气管、胸骨接近直线，以利于术野最佳显露。然而长时间保持甲状腺手术体位会压迫颈部血管和神经，影响头颈部静脉回流所以可由手术室护士行颈后部肌肉按摩，避免因手术体位而引起中枢神经细胞水肿，进而引起术后头痛。

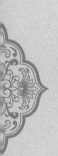

第九章
头痛与偏头痛的日常管理与护理

一、头痛

头为"诸阳之会""清阳之府",又为髓海之所在。凡五脏精华之血,六腑清阳之气,皆上注于头。故脏腑发生病变均可直接或间接地影响头部而发生头痛。《景岳全书·头痛》:"凡诊头痛者,当先审久暂,次辨表里。盖暂痛者,必因邪气,久病者,必兼元气。"头痛的病因种类繁多,诱发因素不一,在管理与护理过程中要运用整体观和审证求因的原则,以中医望闻问切四诊为法全面掌握病情,因人而异,采用中医同病异护的护理方法进行管理与护理。

【辨证施护】

1.风寒头痛

病因:由风寒外袭,上犯巅顶,凝滞经脉所致。

症状:头痛连及项背,常有拘急收紧感,或伴恶风畏寒遇风尤剧,口不渴。苔薄白,脉浮紧。

调护:此型患者平时应注意保暖,避免受凉,汤剂不宜久煎,须热服,服药后可饮热饮并加盖衣被,汗出后及时擦干,避免汗出当风,如伴发热,指导患者多饮开水。饮食可选清淡易消化之品,冬季可服生姜红糖茶,忌食烟酒辛辣之品。

2.风热头痛

病因:由风热外袭,上扰清空,窍络失和所致。

症状:头痛而胀,甚则头胀如裂,发热或恶风,面红目赤,口渴喜饮,大便不畅,溲赤。舌尖红,苔薄黄,脉浮数。

调护:此型患者应保持其所在室内的空气是流通的,但需避免患者直接吹风。可饮菊花茶、绿豆汤、鲜芦根水以清热泻火。平时要保持大便通畅，以防浊邪上逆。发热者可针刺大椎、曲池。

3.风湿头痛

病因：由风湿之邪上蒙清窍，困遏清阳所致。

症状：头痛如裹，肢体困重，胸闷纳呆，大便或溏。苔白腻，脉濡。

调护：此型患者所在室内环境需保持干燥，以免复感湿邪。药宜温服，服后食用糊米粥以助药力。饮食忌食生冷、油腻甘甜之品，以免助湿生痰。可用藿香、佩兰煎汤代茶饮。

4.肝阳头痛

病因：由肝失条达，气郁化火，阳亢风动所致。

症状：头昏胀痛，两侧为重，心烦易怒，夜寐不宁，口苦面红，或兼胁痛。舌红苔黄，脉弦数。

调护：此型患者所在室内的光线宜暗，避免一切不良刺激，保持患者情绪稳定。头痛剧烈时可取头低脚高位并及时测量血压，如发现异常及时就诊，头昏胀痛者可给予冷毛巾外敷。饮食宜进食清凉食物，如芹菜、枸杞子、海带、淡菜等，忌酒辣腥发之品。平时以甘菊花、决明子各5g泡水代茶饮，可同时配合针灸，选穴为太阳、中渚、足临泣。

5.血虚头痛

病因：由气血不足，不能上荣，窍络失养所致。

症状：头痛隐隐，时时昏晕，心悸失眠，面色少华，神疲乏力，遇劳加重。舌质淡，苔薄白，脉细弱。

调护：《黄帝内经》载："虚则补之，食以随之，谷肉菜果，食养尽之。"脾胃功能良好者，积极鼓励配合食养疗法，多进食血肉有情之品，如鸡肉、瘦肉、蛋类、猪肝等，其他如红枣、桂圆、核桃肉。如脾胃功能较差者，滋补之品宜少食多餐。冬季时可配合药补，如人参养荣丸、归脾丸、养血膏等。

6.痰浊头痛

病因：由脾失健运，痰浊中阻，上蒙清窍所致。

症状：头痛昏蒙，胸脘满闷，纳呆呕恶。舌苔白腻，脉滑或弦滑。

调护：因患者除头痛症状外常伴有眩晕，故变动体位时动作宜慢。伴呕吐者，观察呕吐的性质、特点、内容物，如有异常，及时就诊。平素宜食补益脾胃之品如薏米粥、莲米粥等。

7.肾虚头痛

病因：由肾精亏虚，髓海不足，脑窍失荣所致。

症状：头痛且空，眩晕耳鸣，腰膝酸软，神疲乏力，滑精带下。舌红少苔，脉细无力。

调护：指导患者注意休息不宜疲劳，节制房事。多食补肾填精之品如甲鱼、紫河车、核桃等。

8.瘀血头痛

病因：由瘀血阻窍，络脉滞涩所致，不通则痛。

症状：头痛经久不愈，痛处固定不移，痛如锥刺，或有头部外伤史。舌紫暗，或有瘀斑、瘀点，苔薄白，脉细或细涩。

调护：对于此类患者应密切观察神志、瞳孔、血压、脉搏、呼吸的变化。如果患者神志昏迷逐渐加深，脉搏缓而有力，呼吸变深而不规则或伴鼾音，血压或高或低，应做好应急准备，及时就医。若头痛时轻时重，一般情况稳定者可配合针灸，按疼痛部位循经取穴。

【生活调护】

（1）生活起居：应当保持室内环境的整洁和安静，温度和湿度适宜，并保持空气流通，但是需避免风直接吹到患者头部，这样会加重病情。在患者可以下床活动时，鼓励其进行运动锻炼，其时间和程度需要依据患者自身状况。嘱患者不可过度用脑，可以听一些节奏缓和的音乐，以放松身心、保持心态的平和稳定。

（2）情志调节：长期的病痛折磨会使患者暴躁、不安、焦虑甚至抑郁，亦是头痛形成的因素之一。因此护理人员需要对患者进行情感方面的疏导，倾听患者的心声并给予支持，同患者交流，帮助其转移注意力。向患者解释疾病形成的机制，以及治疗带来的效果，增强患者对康复的信心，使其积极配合治疗和护理。嘱患者积极锻炼，做深呼吸，并保证睡眠质量以改善日常生活，拥有一个健康的精神状态。

（3）饮食方面：培养良好的饮食习惯，三餐规律，多吃高蛋白、易消化、营养丰富、清淡的食物，少吃巧克力、辛辣等刺激性食物，少喝咖啡，戒烟戒酒。必要时需要根据患者不同的症状，制定特别的食谱。如果患者外感头痛，则让其尽量食用温热食物，饮用生姜水，并少食生冷食物；如果患者有气血亏虚的症状，则鼓励其多食用蛋类、瘦肉以及动物肝脏等，不可食用辛辣等刺激性大的食物；对于风湿上犯的患者，应该给予清淡的食物，忌过甜、油腻的食品；如有瘀血，可以使用木耳、山楂、黑大豆、栗子等活血食物。所有这些食物都是适量食用，量过大会导致不良反应。

（4）自我保健：当头痛症状出现时，可以根据自己的情况进行局部按摩以缓解疼痛。

①按揉印堂穴：用中指螺纹面在两眉头连线中点处沿着顺时针方向按揉100次，以局部有酸胀、温热感为度。

②按揉太阳穴：用两手食指螺纹面在眉梢与目外眦之间，向后约一横指的凹陷处按揉100次，手法宜轻柔，以太阳穴有轻快感为度。

③按揉风池穴：在枕骨之下，与风府穴相平，胸锁乳突肌与斜方肌上端之间的凹陷处。用两手拇指螺纹面同时按揉100次，以局部有酸胀、温热感为度。

④按揉率谷穴：在耳尖直上入发际1.5寸处，用两手中指螺纹面同时按揉100次，点按力度适中，以局部有微痛感为度。

⑤按揉百会穴：在后发际正中上7寸，当两耳尖直上，头顶正中处，用一手中指螺纹面按揉100次，亦可做旋、按、揉，平静自然呼吸。

⑥抹头颞部：自头维穴至风池穴连线上，用两手食指、中指、环指、小指四指的指端同时自前向后抹动30次，向后单向抹动，频率稍快。

⑦拿五经：在头顶前发际至脑后部，用左手或右手五指螺纹面自头顶前发际至脑后部梳理30次，由前向后方向，五指张开，指端发力。

二、偏头痛

在当代社会中，随着人们生活和工作压力的不断增加，患有偏头痛的人越来越多，严重威胁到人们的身心健康。偏头痛会让患者出现烦躁的不良情绪。

1.生活起居

保证充足的睡眠时间，避免降雨及大风天气出行，为患者营造安静且舒适的居住环境，帮助患者建立良好的生活方式，指导患者开展适当的体育锻炼。

2.情志调节

由于偏头痛患者病程时间较长，反复发作，因此患者多合并焦虑和抑郁等不良情绪，此时需要与患者多交流，沟通时应热情，态度应和蔼，举止应端正，通过倾听的方式了解其内心想法，利用言语和眼神使患者感到尊重和理解，促进其身心康复。通过给予患者心理疏导，帮助患者放松自我情绪，使其情绪处于稳定的状态中，预防消极情绪与疼痛相互促进恶性循环的现象产生。在症状发作期还需强制自我控制，保持冷静，可听音乐、阅读喜爱书籍等转移对头痛症状的关注。对于难以缓解的头痛，适当应用止痛药物。平时应采取积极、乐观的态度面对生活，积极参加户外运动等。

3.饮食方面

避免食用动物脂肪和含络氨酸的咖啡、巧克力和奶制品等。避免饮用红葡萄酒、白酒、柠檬汁和冰淇淋等极易引起偏头痛发作的食物。尽量食用易消化且富含维生素的食物，减少辛辣刺激食物的摄入。

4.自我保健

冷热敷疗：可选用热敷袋或冷敷袋覆盖额头，并对太阳穴进行按摩，以便缓解头痛。

参考文献

［1］张仲景.伤寒论［M］.北京：人民卫生出版社，2005.

［2］朱丹溪.丹溪心法［M］.北京：人民卫生出版社，2005.

［3］王肯堂.证治准绳［M］.北京：人民卫生出版社，2014.

［4］李中梓.医宗必读［M］.北京：中国医药科技出版社，2011.

［5］朱橚.普济方［M］.北京：人民卫生出版社，1959.

［6］虞抟.医学正传［M］.北京：中国医药科技出版社，2015.

［7］张景岳.景岳全书［M］.北京：中国医药科技出版社，2011.

［8］张璐.张氏医通［M］.北京：中国医药科技出版社，2011.

［9］陈克正.叶天士诊治大全［M］.北京：中国中医药出版社，2013.

［10］何梦瑶.医碥［M］.北京：中国中医药出版社，2009.

［11］贺桐，孙按.贺季衡医案［M］北京：中国中医药出版社，2013.